LES EAUX POTABLES

CAUSES

DES

MALADIES ÉPIDÉMIQUES

LES EAUX POTABLES

CAUSES

DES

MALADIES ÉPIDÉMIQUES

Les maladies épidémiques diarrhée, dysenterie, fièvre intermittente, fièvres éruptives, fièvre typhoïde, maladie du foie, choléra, peste, fièvre jaune, typhus, affections de l'appareil respiratoire telles que bronchite, coryza, coqueluche, croup, dipthérie, grippe, phthisie pulmonaire, sont le résultat exclusif de l'ingestion d'eau corrompue à divers degrés, ou de nature différente.

Pour s'en préserver, il suffit de faire bouillir l'eau destinée à la boisson.

PAR

Emmanuel-Victor RENOIR

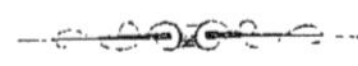

PARIS

LIBRAIRIE J.-B. BAILLIÈRE et FILS

Rue Hautefeuille, 19, près le boulevard Saint-Germain

—

1878

INTRODUCTION

Je viens en toute confiance soumettre ce travail aux savants, aux journalistes et au vulgaire.

De leur propre aveu, les hommes spéciaux, malgré leurs patientes recherches, n'ont jamais pu saisir l'*agent toxique*, cause des maladies épidémiques ; ils n'ont jamais pu découvrir *les lois* qui président à l'apparition, aux intermittences, aux diminutions, aux recrudescenses et à l'extinction de ces maladies.

Ils ont supposé que cet *agent toxique* était transporté par l'air, ou par les navires, ou par les vêtements, ou d'homme à homme, et que c'était ainsi que les maladies épidémiques se propageaient ; c'est pourquoi ils les ont taxées de contagieuses et d'infectieuses ou *miasmatiques*.

Ces lois, que j'ai la prétention d'avoir découvertes, se résument dans les trois aphorismes suivants :

Les grandes épidémies sont le résultat de la boisson d'eaux devenues corrompues à la suite de grands froids, de grandes chaleurs, de grandes sécheresses ou de grandes inondations.

L'espèce d'épidémie, qui sévit à une époque et dans un pays donnés, est causée 1° par un agent toxique particulier, élaboré dans l'eau potable, différent selon la manière dont ces phénomènes météorologiques se combinent entre eux et avec la nature du climat et du sol ; 2° par les conditions ultérieures de ces phénomènes.

La marche générale des grandes épidémies de l'Est à l'Ouest n'est que la conséquence de la marche dans le même sens des phénomènes météorologiques.

Presque toujours, les maladies zymotiques, lorsqu'elles n'affectent pas le caractère épidémique, sont encore dûes à l'ingestion d'eau corrompue.

N'allez pas croire que j'arrive avec une simple théorie : j'apporte un ensemble de faits, de preuves réelles, sérieuses, capables de convaincre les savants aussi bien que les ignorants.

Voici, en substance, le contenu de ce Mémoire :

Je traite d'abord des eaux potables. Je montre dans quelles

circonstances elles deviennent corrompues ; quels effets pernicieux elles produisent sur l'économie, et comment elles déterminent les grandes épidémies qui parcourent parfois le globe entier.

Je passe ensuite en revue les diverses maladies zymotiques et je prouve que chacune est bien le résultat de l'ingestion d'eau de mauvaise qualité. Je commence par la *diarrhée* et la *fièvre intermittente*, qui sont les plus fréquentes et les plus répandues ; j'aborde ensuite le *choléra,* dont je fais une étude très-complète, et pour lequel j'accumule des preuves qui me servent, par analogie, pour les autres affections.

Après avoir parlé des *fièvres éruptives*, je montre que les *maladies de l'appareil respiratoire* ne sont autre chose que ces fièvres rétrocédées ou non sorties.

Je conclus à une prophylaxie unique, commune à toutes les maladies zymotiques, et consistant simplement dans l'ébullition de l'eau potable. C'est vous dire que *je condamne l'opération de la vaccine ;* et je ne la condamne pas seulement comme inutile, mais comme nuisible.

Enfin, j'établis que *les épizooties* sont dûes également à la boisson d'eau corrompue, et qu'il est aussi inutile d'abattre les animaux atteints de typhus que d'imposer des quarantaines aux navires.

Je termine par une réfutation générale de la contagion et du miasme.

Si mon humble travail est l'expression de la vérité, il sera le point de départ d'une révolution dans l'art médical : les neuf dixièmes des maladies seront évitées par l'ébullition de l'eau potable ; l'immense mortalité actuelle des enfants, et la dépopulation si générale, surtout à Paris, auront fait leur temps ; la vie humaine sera prolongée d'une manière appréciable.

E.-V. R.

Nota. — Les endroits ce Mémoire les plus propres à entraîner la conviction du lecteur sont relatifs à la fièvre typhoïde, à la variole, à la peste, au choléra (§ IV), au croup et à la coqueluche.

Voir aussi, au n° 445, la récapitulation des eaux potables diverses qui donnent telle ou telle maladie zymotique.

CAUSES

DES

MALADIES ÉPIDÉMIQUES

PREMIÈRE PARTIE

DES EAUX POTABLES

Tales sunt aquæ qualis est terra per quam fluunt.
(PLINE).

SOMMAIRE :

I. Qu'est-ce qu'une eau potable ? Qu'est-ce qu'une eau hygiénique ? — II. Caractères de l'eau corrompue. — III. Causes de la corruption des eaux. — Causes ordinaires. — Causes extraordinaires. — IV. Effets généraux des eaux potables corrompues. — V. Effets extraordinaires des eaux potables corrompues. — VI. Les eaux potables altérées décèlent rarement leur nature pernicieuse. — VII. Les filtres ne corrigent pas l'impureté d'une eau. — VIII. Revue des grandes épidémies.

§ I. Qu'est-ce qu'une eau potable ? Qu'est-ce qu'une eau hygiénique ?

1. — *Qu'est-ce qu'une eau potable ?* — « C'est celle qu'on peut boire sans répugnance. » *(Dictionnaire de l'Académie.)*

Suivant l'exemple d'un grand nombre d'auteurs, je désigne en ce mémoire, par eau potable celle dont on fait usage en boisson, qu'elle soit bonne ou mauvaise.

2. — *Qu'est-ce qu'une eau hygiénique ?* — C'est d'abord celle qui est pure, c'est-à-dire, formée exclusivement d'une combinaison d'oxygène et d'hydrogène ; telle est l'eau distillée, ou l'eau de citerne, qui provient de la pluie ; telle est celle qui n'a traversé que des sables ou des graviers purs : elle est extrêmement rare.

3. — Une eau est encore hygiénique lorsqu'elle renferme des sels calcaires, surtout du bicarbonate de chaux.

« D'après M. Boussingault, les eaux qui contiennent le plus de sels calcaires, surtout des carbonates de chaux, sont les plus utiles pour l'alimentation, les plus hygiéniques ; au premier rang figure le bicarbonate de chaux. » (Note de **M.** Dupasquier, Académie des Sciences, 1846.)

4. — « Le carbonate de chaux en dissolution dans l'eau est favorable à la santé et communique à la boisson une saveur agréable, pourvu que la quantité n'en soit pas trop considérable. » (Opinion de Parmentier, *Documents des eaux de Paris*, page 23.)

§ II. CARACTÈRES DE L'EAU CORROMPUE.

5. — L'eau corrompue est celle qui a reçu des matières organiques. Elle est caractérisée par l'existence d'êtres microscopiques. Parmi les savants, MM. Pasteur, Joubert, Coste, A. Gérardin, etc, ont proclamé ce caractère. Les deux premiers, à la séance de l'Académie des Sciences du 29 janvier 1877, « ont présenté un mémoire sur les bactéries, qui sont les organismes les plus répandus à la surface du globe. Une goutte d'eau de Seine prise en amont, et, à plus forte raison, en aval de Paris, donne lieu à des développements de plusieurs espèces de bactéries, dont les germes sont d'un si petit diamètre qu'ils traversent tous les filtres. »

Dans la limite du présent travail, il n'importe point de savoir si les organismes microscopiques appartiennent à telle ou telle classe ou espèce ; aussi nous admettrons également tous les noms qui leur ont été donnés par les différents auteurs : infusoires, monades, bactéries, vibrions, algues, moisissures, germes, ferments, etc.

§ III. CAUSES DE LA CORRUPTION DES EAUX.

Causes ordinaires.

6. — « Les causes ordinaires d'altération des eaux sont : leur passage à travers les tourbes, les infiltrations des eaux pluviales dans le sol des prairies ou des terres chargées d'engrais, certaines industries qui abandonnent d'immenses débris de matières organiques, les égouts, le frai des poissons. » (Belgrand, *Etudes hydrologiques du bassin de la Seine.)*

7. — « Un puits donnant une bonne eau potable, salubre, est presque partout une exception. Dans les fermes, on réunit les engrais en tas avec l'accessoire indispensable d'une eau putride ; le puits, qui n'est pas loin, en est malignement influencé. » (Grimaux, de Caux, Acad. des Sciences, 1861.)

8. — « Dans beaucoup d'habitations, il y a entre les puits et les fosses d'aisances de dangereux rapports de voisinage, et trop souvent de fâcheux échanges, comme je l'ai moi-même maintes fois constaté. » Dr Guéneau de Mussy, *Brochure sur la fièvre typhoïde.)*

9. — « Les cimetières, qui sont presque toujours dans des endroits inceltes, dont les terrains n'ont pas la propriété de fixer les matières organiques, abandonnent aux eaux souterraines qui les traversent des substances extrêmement nuisibles ; ils empoisonnent les sources. » (Engelmann.)

10. — « En l'état des choses, la Seine nous fournit en aval des eaux souillées qu'une bonne administration ne peut accepter comme élément essentiel de l'alimentation de la Cité. En amont, elle est moins impure, il est vrai, mais déjà les déjections des usines de Choisy-le-Roi et les immondices des habitations riveraines, qui se multiplient au-dessus de Paris, nous la rendent suspecte. » *(Rapport de la Commission d'enquête* extrait des *Documents de Paris,* page 286.)

11. — « Les eaux de Londres, qui proviennent de la Tamise et de ses affluents, sont contaminées par les résidus des fabriques placées en amont des prises d'eau des Compagnies chargées de l'approvisionnement de cette métropole. » (Dr Vacher, page 29).

12. — De tous les débris des végétaux et des animaux qui sont abandonnés chaque année sur le sol, il se fait deux parts : l'une est absorbée par les racines des plantes qui se l'assimilent, l'autre est entraînée par les courants extérieurs ou souterrains dans les fleuves qui les transportent à la mer.

Toutes les matières de cette dernière catégorie, situées dans le bassin d'un même fleuve, dans un espace de plusieurs millions d'hectares, y sont entraînées par les pluies. Ce fleuve en est donc de plus en plus chargé depuis sa source jusqu'à son embouchure. Si les eaux potables ainsi altérées donnent des maladies, il est évident que les villes les plus rapprochées de l'embouchure y doivent être plus sujettes que les autres, et plus gravement : c'est ce qui est confirmé par l'expérience.

Causes extraordinaires.

(Ces causes sont : les grands froids, les grandes chaleurs, les grandes sécheresses et les grandes inondations.)

13. — *Grands froids.* — Les grands froids sont en même temps une cause de sécheresse et une cause directe de corruption des eaux.

D'abord, ils sont une cause de sécheresse : l'air atmosphérique très-froid ne contient pas de vapeur d'eau, et lorsque des vents très-froids et très-secs passent longtemps sur les mêmes contrées, ils ne donnent pas lieu à des pluies, et y déterminent la sécheresse.

Ensuite, les grands froids sont une cause directe de corruption des eaux. En effet, la gelée augmentant le volume de l'eau contenue dans les végétaux, en déchire les cellules, et en amène la décomposition. Lorsqu'elle cesse, toutes les matières organiques décomposées se putréfient. Comme, dans les années de grands froids, la gelée pénètre dans la terre à une certaine profondeur, toutes les plantes, dont les racines ne descendent pas au-dessous de la limite de la gelée, meurent et deviennent plus tard le siége d'une putréfaction.

Les pluies, qui surviennent ensuite, entraînent toutes les matières putréfiées dans les rivières et les infectent, ainsi que les puits et les sources qui en dépendent.

14. — *Grandes chaleurs.* — Les grandes chaleurs sont à la fois une cause directe de corruption des eaux et une cause de sécheresse : une cause directe de corruption des eaux, parce qu'elles accélèrent la décomposition et la putréfaction des matières organiques ; une cause de sécheresse, parce que l'air très-chaud est très-avide d'eau ; lorsque les chaleurs sont exceptionnelles, elles dessèchent complétement les prairies, les rizières et les autres cultures, et font périr toutes les plantes dont les racines sont peu profondes.

15. — *Grandes sécheresses.* — D'après un rapport de M. Dumas, les eaux de la Seine, en 1858, étaient si basses, que les déjections des égouts de Paris en formaient un quarante-quatrième de la totalité. En 1865, la sécheresse ayant été bien plus grande, cette proportion s'est élevée à un vingt-sixième. Encore n'a-t-on pas tenu compte, dans ces estimations, des déjections de toutes les villes et de toutes les usines situées dans tout le bassin de la Seine en amont de la capitale. — Ah ! la bonne eau potable pour les Parisiens !

Lorsque les pluies ont lieu à des intervalles assez rapprochés, les détritus de toutes sortes, abandonnés sur le sol, sont entraînés au fur et à mesure dans les rivières, et celles-ci n'en sont que médiocrement altérées. Au contraire, lorsque ces rivières restent longtemps très-basses par l'absence prolongée de pluie, il se forme sur leurs bords des mares innombrables qui les corrompent ainsi que l'explique de Jussieu. (Voir son Rapport, note I). En outre, les herbes que la sécheresse a fait périr et les détritus dont il vient d'être parlé, s'accumulent, et se putréfient au moyen de quelques rares ondées. Les matières putréfiées qui se dessèchent ne tardent pas à revenir à la vie d'organismes microscopiques lorsqu'elles sont délayées dans l'eau, comme il arrive des rotifères. Les premières pluies un peu fortes qui succèdent à la longue sécheresse, entraînent ces matières presque toutes à la fois, et les eaux des rivières, déjà corrompues parce qu'elles sont très-basses, atteignent aussitôt leur maximum de corruption. C'est alors que des épidémies se déclarent parmi les populations qui font usage de ces eaux en boisson.

J'insiste énergiquement sur cette dernière proposition que *des épidémies se déclarent dès les premières pluies un peu fortes qui succèdent à la sécheresse,* car c'est dans ces circonstances que l'on voit éclater le choléra, la dysenterie, la variole, dans tous les pays.

16. — *Grandes inondations.* — Pendant les grandes inondations, les eaux séjournent longtemps sur les prairies et sur d'autres terrains chargés d'engrais et de débris arrachés par les courants ; elles s'impreignent donc fortement de la substance des matières organiques.

A l'appui de cette proposition, je cite le passage suivant d'un mémoire de M. Ad. Bobierre, relatif à l'inondation de la Loire de 1856, (Académie des Sciences):

« Le séjour prolongé des eaux de la Loire sur les vastes prairies, que sillonne ce fleuve, a réagi sur la nature des masses liquides dont les impétueux courants ont produit de si grands désastres. L'examen de l'eau recueillie lorsque la hauteur à Nantes était descendue de 5^{m}94 à 3^{m}47, me démontre qu'elle était presque entièrement composée d'êtres microscopiques. »

Comme les grandes inondations sont suivies ordinairement de grandes sécheresses à quelques mois d'intervalle, les eaux corrompues le deviennent bien d'avantage, et il en résulte des épidémies.

§ IV. Effets généraux des eaux potables corrompues sur l'économie.

17. — « Dans une eau potable, la quantité des substances minérales ne doit pas dépasser 60 centigrammes, et celle des matières organiques 1 centigramme par litre. Au-dessus de ces quantités, si l'excès est dans les sels ou dans leurs éléments constituants, l'eau est médicinale ; si l'excès est dans la matière organique, on doit la considérer comme un *poison lent.* » (Dr Grimaux, de Caux, Académie des Sciences, 1863.)

18. — « Il peut résulter de l'emploi de l'eau chargée de matières organiques d'une manière anormale de graves inconvénients pour la santé publique. » (Note de M. A. Dupasquier, Académie des Sciences.)

19. — « L'observation clinique montre que les substances organiques contenues dans l'eau agissent dans certaines circonstances d'une manière fâcheuse sur la santé. » (Dr Vacher.)

20. — « Dans les chaleurs de l'été, les eaux de la Seine, emmagasinées dans les réservoirs ouverts de Paris, se peuplent de myriades d'infusoires et d'algues microscopiques, et l'usage de ces eaux n'est pas sans inconvénient dans les années de sécheresse. (Dr Vacher.)

21. — Extrait du Rapport de la Commission d'enquête administrative nommée le 25 août 1861 par le préfet de la Seine, composée de MM. Élie de Beaumont, Dr Mélier, Dr Dubois, Dr Robinet, etc., page 381 des *Documents des eaux de Paris :*

« Nous ferions un volume si nous voulions rapporter les milliers de faits qui pourraient être fournis par les chirurgiens de la marine, et qui démontreraient que l'ingestion de l'eau des rivières est une des causes de bien des affections. Dans certaines contrées, le Sénégal, par exemple, c'est une cause puissante de la production des fièvres intermittentes, des coliques végétales, de la dysenterie. Que dire des eaux de la Plata, de la rivière des Amazones, du Don, etc. ? »

22. — « Gallien, dans ses Commentaires sur le Ve livre des épidémies, dit que les mauvaises eaux peuvent être une cause de maladies épidémiques, et qu'on en a vu des exemples dans les armées. » (Dr Guéneau de Mussy, fièvre typhoïde.)

23. — « Pringle est revenu à plusieurs reprises sur la part qu'il faut faire dans le développement de la maladie à l'usage comme boisson d'eau corrompue, altérée par le mélange de matières animales en décomposition. » (Le même.)

24. — « Boire une eau qui ne diffère d'une autre que par des nuances de saveur sans importance peut suffire pour donner une fièvre mortelle. » (Le même.)

25. — « Si l'eau, qui est donnée aux malades et aux habitants d'une maison, doit être l'objet d'un sérieux examen, parce qu'elle peut être suspecte, cette surveillance doit s'étendre à toutes les eaux qui servent à l'alimentation, et même à celles qui sont destinées à laver les vases qui contiennent des aliments. Les épidémies nombreuses de fièvres typhoïdes produites par des eaux contaminées, celles produites par du lait renfermé dans des vases lavés avec des eaux impures, et probablement aussi adultéré lui-même par le mélange de ces eaux, démontrent l'importance de ce précepte. » (Le même.)

26. — « Souvent, des maladies du bétail se déclarent subitement dans une localité qui n'a pour l'abreuver que des puits ou des mares ; à la suite d'un brusque changement de température et de fortes chaleurs, le bétail tombe malade sans qu'on puisse découvrir aucune cause de contagion extérieure. Dans ces cas, il ne faut chercher cette cause que dans une détérioration de l'eau, où ont été engendrés accidentellement des animalcules étrangers. Ces êtres produisent dans le tube intestinal de l'animal une telle perturbation, que souvent celui-ci succombe en quelques heures. » (Em. Rebold, thèse du concours Bréant.)

27. — Une personne de ma connaissance s'étant baignée en Seine, après la pluie d'orage du 10 octobre 1865, (voir le tableau III), il lui vint de nombreux furoncles par tout le corps.

Cette invasion de furoncles chez les gens qui se baignent après une pluie d'orage est très-commune. Dans les localités situées sur le bord des rivières, les parents ont l'habitude d'empêcher leurs enfants de se baigner lorsque l'eau a été ainsi viciée.

Si l'eau infecte est capable de produire de tels désordres sur la peau, à combien plus forte raison doit-elle en produire sur les muqueuses du tube digestif, dont la fonction est essentiellement absorbante ! Remarquez encore que l'action nocive de cette eau sur la peau ne se mesure qu'en surface, tandis que celle qu'on a bue se mesure en volume puisqu'elle doit être digérée.

28. — Conclusion. — Il ressort des documents qui précèdent qu'à l'exception de l'eau de citerne, il est extrêmement rare de rencontrer une eau potable absolument inoffensive. Il est donc prudent de tenir en suspicion toutes les eaux sans exception, et d'adopter l'habitude de faire bouillir l'eau destinée à servir de boisson. C'est le seul moyen certain d'éviter toutes les maladies zymotiques.

§ V. Effets extraordinaires des eaux corrompues, (*A*) par de grandes sécheresses, (*B*) par de grandes inondations suivies de sécheresses.

(*A*) PAR DE GRANDES SÉCHERESSES.

29. — J'avais observé que l'épidémie de choléra de 1865, à Paris, avait eu lieu à la suite d'une sécheresse si grande, que, d'après M. Belgrand, il n'en avait pas existé de pareille depuis 200 ans. J'ai voulu voir si les épidémies antérieures ne s'étaient pas manifestées dans les mêmes circonstances.

A cet effet, j'ai relevé les cotes de la Seine, observées aux échelles d'étiage du pont de la Tournelle et du Pont-Royal, depuis 1732 jusqu'à 1876. Je les ai trouvées partie à la Bibliothèque spéciale de l'Institut, partie chez M. Rollet, inspecteur général de la navigation, partie chez M. Lemoine, ingénieur des Ponts et Chaussées. J'ai obtenu, en outre, quelques cotes qui remontent à 1719.

Quant aux années d'épidémies, je les ai puisées surtout dans l'ouvrage d'Ozanam.

J'ai constaté : 1° qu'il n'y a presque jamais eu de grande épidémie qui n'ait été précédée d'une grande sécheresse ; 2° qu'il n'y a pas eu de grande sécheresse qui n'ait été suivie d'épidémie.

Il y a donc là un rapport évident, incontestable, de cause à effet ; or les eaux très-basses sont les plus corrompues, et elles le deviennent bien davantage au moment où des pluies d'orage, survenant pendant la sécheresse, entraînent les matières putréfiées dans les rivières, et soulèvent les vases nauséabondes. Ce sont ces eaux qui, prises en boisson, donnent les épidémies.

Le témoignage le plus remarquable à ce sujet est celui de l'illustre de Jussieu : ce savant avait reconnu que les maladies populaires de

1731 n'avaient atteint que les personnes faisant usage de l'eau de Seine altérée par la sécheresse. (Note I.)

30. — Les grandes sécheresses de la Seine depuis 1719 jusqu'à ce jour sont au nonmbre de trente environ ; elles ont toutes été suivies d'épidémies ; les plus remarquables ont même donné lieu à deux années consécutives d'épidémies.

Voici les années pendant lesquelles les eaux de la Seine ont été les plus basses et le plus longtemps : 1719, 1723, 1731, 1733, 1736, 1742, 1759, 1766, 1767, 1775, 1781, 1793, 1794, 1800, 1802, 1803, 1811, 1814, 1815, 1821, 1822, 1832, 1848, 1849, 1854, 1857, 1858, 1861, 1864, 1865, 1870 et 1876.

Les épidemies engendrées par chacune de ces sécheresses ont eu lieu à Paris dans les années 1719 et 1720, 1723, 1731 et 1732, 1733 et 1734, 1737, 1742 et 1743, 1760, 1768, 1775, 1781 et 1782, 1794, 1795 et 1796, 1800, 1802 et 1803, 1811, 1814 et 1815, 1821 et 1822, 1832, 1849, 1854, 1857, 1858 et 1859, 1861-62, 1865 et 1866, 1870 et 1876.

31. — Les épidémies sont souvent précédées de grands froids qui ont un caractère de généralité pour tout le globe. J'ai reconnu, du reste, que les grands froids n'ont pas lieu simultanément par toute la terre, mais qu'ils se montrent successivement dans différents pays d'une même latitude, et plus tard dans d'autres pays d'une latitude différente. (1).

Il en est de même de la sécheresse qui succède aux grands froids, et des épidémies qui succèdent à la sécheresse. Ainsi, en France, les deux années de sécheresse 1864 et 1865 ont précédé les épidémies de 1865 et 1866 ; en Algérie, les deux années de sécheresse ont été 1866 et 1867, et le choléra s'y est montré en 1867.

(*B*) EFFETS EXTRAORDINAIRES DES EAUX POTABLES CORROMPUES PAR DE GRANDES INONDATIONS SUIVIES DE SÉCHERESSE.

32. — J'ai expliqué au n° 16 comment les grandes inondations corrompent les eaux surtout lorsqu'elles sont suivies d'une grande sécheresse. Voici d'une manière sommaire un aperçu des épidémies qui en résultent :

Au commencement de l'année 1802 grande inondation de la Seine à Paris, marquée par la cote de 7ᵐ32 au-dessus de l'étiage du pont de la

(1) J'en cite un exemple récent : En Russie, l'hiver de 1876-77 a été précoce et très-rigoureux ; la débâcle de la Newa n'a en lieu qu'en avril. En France, le même hiver a été si doux, qu'il faut remonter à 1719 pour en trouver un semblable ; mais le froid nous est arrivé en avril et mai, et. s'il n'est pas très-vif, nous le devons à cette circonstance que l'été est proche, et le soleil déjà très-haut. *(Note écrite fin mai 1877.)*

Tournelle ; grande sécheresse la même année. Conséquence : épidémie de variole à partir du mois de novembre.

En 1856, en France, grandes inondations, et en 1857, épidémies. Au mois de mai 1856, la cote de la Seine a été de 5^{m}70 à l'échelle du Pont-Royal ; elle a été encore de 5^m en janvier 1857 ; en 1857 et 1858, grande sécheresse de cette rivière ; conséquence : à Paris, en 1857, épidémie de variole, et, en 1858, épidémie de grippe. — En 1861, au mois de janvier, le niveau de la Seine s'est élevé à 6^{m}42 ; grande sécheresse la même année ; conséquence : en 1861-62, épidémie de variole, suivie d'épidémie de grippe.

Dans le 1er trimestre 1866, la Marne, affluent de la Seine, et l'Ourcq, qui sert à l'alimentation de Paris, ont produit une inondation extraordinaire ; conséquence : à Paris, au printemps, épidémie de rougeole, et après la grande sécheresse de juin et de juillet, choléra.

Au commencement de l'année 1876, grande inondation de la Seine, suivie de sécheresse ; pluies en août. Conséquence : dès le mois d'août épidémie de diarrhée à laquelle a succédé une épidémie de fièvre typhoïde très-meurtrière.

Il y a eu encore d'autres inondations de la Seine qui ont précédé les sécheresses et les épidémies mentionnées au n° 30, et qui ont contribué à rendre plus grande la corruption des eaux potables. Ce sont celles des années 1735, 1740, 1741, 1760, 1774, 1795, 1799, 1800, 1807, 1811 et 1819-20.

Nous verrons plus loin que les inondations ordinaires du Nil sont suivies d'épidémies de variole et les inondations extraordinaires de ce fleuve de grandes pestes, toutefois après un intervalle de sécheresse (388).

33. — Les pays, qui par leur situation sous les tropiques, ou dans le voisinage, sont soumis alternativement à une inondation et à une sécheresse très-prolongée, sont attaqués tous les ans, à l'arrivée des pluies, de maladies graves, choléra, ou peste, ou variole, ou entérite, ou maladie du foie ; tels sont l'Indoustan, l'Égypte, le Sénégal et la Cochinchine.

34. — Il est si vrai que les épidémies sont dues à la boisson d'eau corrompue, *qu'elles n'existent jamais aux époques d'inondation*, parce que, alors, les eaux, quoique troubles à cause des matières terreuses qu'elles tiennent en suspension, ne sont jamais corrompues (voir 369).

§ VI. Les eaux potables altérées, capables de donner des maladies épidémiques plus ou moins graves, décèlent rarement leur nature pernicieuse.

35. — « La distinction entre les eaux saines et les eaux infectes

ne peut reposer ni sur la couleur, ni sur l'odeur, ni sur la saveur. »
(A. Girardin.)

36. — Le Dr Guéneau de Mussy, dans sa brochure sur la fièvre typhoïde, cite de nombreuses observations de médecins, d'après lesquelles
certains quartiers d'une ville, certains établissements avaient gagné
cette maladie en faisant usage soit d'eaux potables contaminées par les
infiltrations des fosses d'aisances, soit de lait adultéré par l'addition
de ces eaux (342 et 343). Or dans tous ces cas les populations n'avaient
pas soupçonné la qualité malfaisante de ces liquides.

37. — Les faits de ce genre sont innombrables. On le verra bien
lorsque je traiterai des diverses maladies zymotiques, variole, peste,
et surtout choléra ; en prouvant que telle est la cause unique de ces
maladies, j'aurai montré que l'humanité presque entière a méconnu
la propriété nocive des eaux potables.

Il est probable, cependant, que les Romains en savaient assez en
cette matière, vu les gigantesques travaux qu'ils avaient entrepris pour
se procurer partout des eaux pures en abondance.

Quelquefois aussi, l'instinct des populations leur avait fait pressentir
la vérité : « Dans le moyen âge, où les maladies contagieuses et épidémiques étaient si fréquentes, dit M. Littré, on accusait les Juifs d'empoisonner les fontaines. » — Accusation fausse, mais qui prouve que
les eaux potables étaient soupçonnées d'être la cause des épidémies.

Si l'on a méconnu presque jusqu'à ce jour la propriété nocive des
eaux, c'est qu'on n'avait pas les moyens d'investigation actuels : la
chimie et le microscope. Cet instrument, surtout, nous permet d'apercevoir dans les eaux potables des êtres qu'il nous fait retrouver dans
les matières vomies par les cholériques, dans le sang des typhoïques,
dans les pustules des varioleux.

§ VII. Les filtres ne corrigent pas l'impureté des eaux.

38. — Les filtres ont bien la propriété de retenir les matières en
suspension dans l'eau, telles que le sable, la boue, les détritus des végétaux et des animaux, mais ils sont impropres à retenir les substances
qu'elle tient en dissolution, ni même certains organismes microscopiques. Par exemple, si l'on fait dissoudre du sel ou du sucre dans l'eau,
le passage à travers le filtre ne la rendra ni moins salée, ni moins
sucrée.

Je demande la permission de citer le fait suivant à l'appui :

Une ménagère ayant acheté des harengs, il en tomba un dans sa
fontaine filtrante sans qu'elle s'en aperçut. Quelques jours après, l'eau

filtrée avait un goût de plus en plus nauséabond jusqu'au moment où elle songea à vérifier la fontaine.

Ainsi qu'on l'a vu plus haut (5), M. Pasteur, dont l'autorité est si considérable, affirme que les germes des bactéries traversent tous les filtres.

39. C'est une grande erreur de croire que quelques filtres aient la propriété de corriger l'impureté d'une eau, et de transformer les matières organiques, qui y sont dissoutes, en matières inorganiques, à moins que la substance de ces filtres n'entre en combinaison chimique avec ces matières.

Les terres perméables, que les eaux traversent avant de parvenir aux sources, aux puits et aux rivières, les assainissent quelquefois : c'est lorsqu'elles renferment des carbonates de chaux (4), mais ce n'est qu'une exception, et, le plus souvent elles sont une cause d'altération, ainsi que nous l'avons vu (6).

§ VIII. Revue des grandes épidémies.

40. — J'ai relevé, surtout dans l'ouvrage d'Ozanam, les épidémies les plus remarquables des XVIe, XVIIe, XVIIIe et XIXe siècles. On voit, dans ce relevé, la confirmation constante que les phénomènes météorologiques, grands froids, grandes chaleurs, grandes sécheresses et grandes inondations. qui déterminent à un haut degré la corruption des eaux potables, précèdent toujours les épidémies.

41. — 1557. — « Épidémie catarrhale presque dans toute l'Europe. A Anvers, dès le commencement de juillet 1557, la température fut *sèche* et médiocrement chaude. Vers la fin de septembre, il survint un vent du nord violent et froid. Aussitôt, on vit apparaître des affections catarrhales. » (Ozanam.)

42. — 1558. — « Une épidémie catarrhale parut à Paris vers la fin de l'été qui avait été *sec* et *brûlant*, et en d'autres pays. Elle fut le prélude de celle de 1580. » (Id.)

43. — 1580. — « En cette année, toute l'Europe, l'Asie et l'Afrique éprouvèrent une épidémie catarrhale très-grave. » (Id.)

44. — 1626. — A la suite d'un printemps *chaud* et *pluvieux*, et d'un été *sec* et *brûlant*, dysenterie à Francfort-sur-le-Mein et dans les environs. » (Id.)

45. — 1652. — « L'été de 1652 fut *très-chaud* et *très-sec* en Danemarck. A cette époque, une fièvre épidémique se déclara à Copenhague et fit périr beaucoup de monde. » (Id.)

46. — 1658. — « Gelée à Paris du 24 décembre 1657 au 8 février 1658. » (Arago.)

« L'été de 1657 avait été *excessivement chaud* ; l'hiver commença de bonne heure et s'annonça par une température froide. Neige de décembre à l'équinoxe du printemps, vent Borée de mars à fin juin. » (Ozanam.)

Conséquence : « Au commencencement du printemps 1658, fièvres tierces ; à la fin d'avril éclata tout-à-coup une épidémie catarrhale : plus de mille individus succombaient dans quelques villes d'Angleterre. » (Id.)

COMMENTAIRE. — Le froid rigoureux prolongé augmente considérablement la sécheresse, parce que les eaux souterraines, n'étant pas alimentées, s'épuisent peu à peu. Lorsqu'il cesse, toutes les mares, situées dans les campagnes et sur les bords des rivières, et qui étaient retenues par la gelée, sont entraînées et corrompent ces rivières et les puits qui en dépendent.

47. — 1683 et 1684. — « Pendant les deux hivers de 1682-83 et de 1683-84, le froid s'étend aux deux hémisphères. L'hiver de 1683 fut très-froid en Angleterre ; gelée sèche jusqu'au printemps : d'abord, pneumonies ; en mai, angines et autres maladies inflammatoires. A l'équinoxe d'automne, peste. »

48. — En 1684, le printemps et l'été furent *très-chauds et très-secs* : dysenterie violente en Westphalie. » (Id.)

49. — 1695. — « Une épidémie de *fièvre pernicieuse* régna à Rome en 1695. Elle fut occasionnée par le débordement du Tibre. Dès l'automne de 1694, les pluies et les vents du midi furent très-fréquents ; le Tibre sortit deux fois de son lit, et inonda les prairies environnantes, les rues basses du Vatican, et les fossés du château Saint-Ange , les égouts et les canaux furent encombrés, et *les eaux de puits se corrompirent*. Le sirocco souffla de mai à septembre. » (Id.)

CONCLUSION : — L'épidémie fut causée par la boisson d'eau corrompue.

50. — 1696, à Ulm. — « L'année 1695 eut un hiver très-froid ; une *gelée sèche* dura jusqu'au printemps. Tout-à-coup survinrent des pluies et des brouillards malfaisants : presque tous les enfants furent attaqués de toux convulsives. Au mois de mai parut la rougeole, qui régna jusqu'en juillet où elle se compliqua avec la diarrhée. Le mois d'août fut froid et pluvieux. Enfin ces trois maladies cessèrent vers l'équinoxe d'automne ; mais au mois d'octobre se manifesta une nouvelle épidémie de fièvre bilieuse. » (Id.).

51. — 1707. — « Peste en Pologne à l'époque de la canicule. » (Id.)

52. — 1709. — « Grands froids dans les deux hivers de 1707-8 et de 1708-9.

L'automne de 1708 fut très-doux et aussi chaud que l'été précédent ;

hiver rigoureux de fin décembre au milieu de février 1709 : il y eut en Italie, en 1709, des inondations, qui, après avoir ravagé les moissons, formaient des cloaques dans les plaines ; dès lors apparurent des fièvres de mauvais caractère. L'épidémie commença au solstice d'été, s'augmenta au mois d'août, et cessa à l'entrée de l'hiver. » (Ozanam.)

« A Paris, en 1709, il y eut 29,000 décès, presque le double du chiffre moyen annuel à cette époque. » (Dr Vacher.)

Ozanam signale de nombreuses épizooties de 1709 à 1711.

53. — De 1719 à 1721. — « A la suite d'un hiver et d'un printemps doux et humides, et d'un été *excessivement chaud et sec,* une épidémie de fièvre bilieuse envahit la Belgique, la Hollande et la Zélande, sur la fin de l'été de 1719. Kocher attribua cette épidémie aux eaux stagnantes, aux grandes chaleurs et à la sécheresse. » (Id.)

54. — A Paris, le niveau de la Seine a été *très-bas* en 1719, époque de la création de l'échelle du pont de la Tournelle. Il y eut dans cette ville une épidémie de variole.

En 1720, la grippe fit de grands ravages à Paris et à Londres (Dr Brémond) (437).

55. — « En Allemagne, le printemps et l'été de 1720 avaient été froids et humides, avec des alternatives de *chaud et de froid.* Il y eut beaucoup d'eaux stagnantes qui se corrompirent. » (Ozanam.)

« Les maladies épidémiques en 1720 furent des fièvres pernicieuses dans une grande partie de l'Allemagne, des rougeoles, des petites véroles, des rhumatismes ; le typhus à Turin ; la peste en Provence jusqu'en 1721. » (id.)

COMMENTAIRE. — Les causes météorologiques de la corruption des eaux potables, de 1719 à 1721, en Europe, sont peu différentes pour les diverses contrées ; néanmoins ces différences expliquent pourquoi le typhus sévit en un lieu, les fièvres pernicieuses en un autre, la peste ailleurs. Il n'y a pas de raison pour que la peste ait été transportée plutôt que les autres maladies de cette époque : toutes sont nées sur place et causées par la boisson d'eau corrompue.

56. — 1723. — Le niveau de la Seine en 1723 a été très-bas, inférieur à celui de 1819. Hauteur de pluie à l'observatoire de Paris : 229mm9.

D'après Maraldi, il faut remonter à 40 ans pour trouver une année aussi sèche. « D'après Voltaire, il y eut 20,000 décès par variole à Paris. » (Dr Adde Margras de Nancy.)

57. — 1729 et 1730. — « L'hiver de 1728 avait été presque aussi *rigoureux* que celui de 1709. — Printemps de 1729 *froid* et venteux : l'été et l'automne eurent une température des plus inconstantes. Les mois de janvier et février furent très-humides et ce fut à cette époque

que débuta l'épidémie que l'on nomma *synoque catarrhale*. — En juillet et août, catarrhes malignes, fièvres continues ; en octobre, angines, pneumonies, pleurésies et autres maladies inflammatoires. Enfin, en novembre, une *grande quantité de pluie* tomba en Europe, et ce fut alors que la fièvre catarrhale se développa avec tous les caractères de l'épidémie à Paris, à Londres, en Espagne et en Italie. » (id.) (voir n° 151).

58. — De 1731 à 1734. — « Épidémie de 1733 décrite par de Jussieu : « Les étés et les automnes des deux années précédentes avaient été *très-secs*. L'épidémie de 1733 fut une des plus universelles qu'on eût encore observées ; elle fut aussi des plus longues ; car elle continua à exercer ses ravages en 1734, 1735, 1736 et 1737 du nordest de l'Europe au nord-ouest. » (Ozanam.)

Commentaire. — Hauteur de pluie à l'observatoire de Paris : 1731, 276^{mm}6 ; 1732, 441^{mm}5 ; 1733, 210^{mm}2 ; 1734, 470^{mm}7. — La grande sécheresse de 1731, sans pluie pour troubler les rivières, avait causé des maux de gorge et des fièvres pernicieuses à ceux qui buvaient l'eau de Seine (note I de Jussieu) ; cette eau troublée par intermittences donne des fièvres catarrhales en 1732, 1733 et 1734, et même jusqu'en 1737.

59. — 1737. — « Au printemps survinrent de *grandes pluies*, les fleuves débordèrent et les campagnes riantes de la Silésie se changèrent en de vastes lacs. Cette *inondation* persista jusqu'au mois d'août, de sorte que les moissons furent totalement perdues. A ce fléau succéda une affreuse disette. — Eaux croupissantes couvertes de milliers d'insectes. Une épidémie de fièvres pernicieuses éclata au printemps suivant. » (Ozanam.)

60. — 1739-40. — « Hiver très-rigoureux. — Inondation formidable à Paris à la débâcle des glaces. — Typhus des bêtes dans toute l'Europe. — Peste à Alger. — Typhus à Plymouth. »

61. — 1742 et 1743. — « Sur la fin de l'année 1741, *l'hiver fut très-rigoureux*, et le froid continua tout le mois de janvier 1742. Le commencement de février fut moins rigide, mais vers sa fin la gelée reprit avec plus de force ; il tomba une grande abondance de neige, et le froid continua non-seulement durant le mois de mars, mais il se prolongea même, quoique d'une manière plus modérée, jusqu'au mois de mai. De mémoire d'homme, *on n'avait vu une saison aussi rigoureuse*. Les vents d'est et de nord-est soufflèrent continuellement pendant près de cinq mois. (id.)

« Sous cette constitution parut une épidémie catarrhale qui parcourut successivement l'Allemagne, la Hollande, l'Angleterre, la France et l'Italie. »

Maladies épidémiques d'après Ozanam : « 1741 et 1742 : scarlatine à Stockholm et à Upsal ; 1742 : typhus à Upsal ; angine gangréneuse en Angleterre ; fièvre catarrhale à Milan ; 1743 : fièvre catarrhale à Brescia et en France ; angine gangréneuse à Paris ; dysenterie à Plymouth ; peste à Messine. » (id.)

Commentaire. — Toutes ces maladies, la peste comme les autres, sont nées sur place, causées par la corruption des eaux potables.

62. — 1754. — « *A l'été brûlant* de 1753 succéda un automne chaud, qui fut suivi d'un hiver doux, humide et nébuleux dans le principe, mais *extrêmement rigoureux* en janvier et février ; mars pluvieux, avril *très-chaud ;* premiers jours de mai rafraîchis. — Épidémie bilieuse à Lausanne qui épargna à peine le quart des habitants. » (id.)

63. — 1757-58. — « L'été de 1757 fut *un des plus chauds* qu'on eut vus. — Maladies de 1757 : coqueluche épidémique dans le duché de Mecklembourg ; typhus à Eisenach ; de 1757 à 1758, dysenterie à Mayence ; épizootie en Brie ; 1758, typhus à Vienne et en Bretagne ; suette à Beauvais ; suette à Amiens ; miliaire en Piémont ; épidémie catarrhale à Édimbourg ; croup à Francfort-sur-l'Oder. » (Ozanam.)

64. — 1762. — Épidémie catarrhale de l'Est à l'Ouest des plus étendues. — « L'été de 1761 avait été *extraordinairement chaud et sec ;* l'automne et l'hiver suivants furent pluvieux et d'une température austrine ; neige fin janvier ; en février, froid qui dure jusqu'au milieu de mars dont la fin fut humide et pluvieuse. Le temps devint sec en avril. Les jours étaient chauds, les nuits froides, nébuleuses. *En mai, chaleur et sécheresse excessives.* Dès le 24 avril, toute la ville de Londres était infestée d'un catarrhe épidémique. »

Commentaire. — L'eau potable était devenue très-corrompue.

65. — 1763. — « Dysenterie à Vienne (Autriche), succédant en automne au catarrhe épidémique, *après un été excessivement chaud.* » (id.)

66. — 1770 et 1771. — « Grands froids en Europe et surtout en Russie. » (Arago.)

En 1771 : peste à Moscou, typhus en Bohême ; miliaire en Piémont ; épizootie en Basse-Normandie, Picardie et Champagne. — Avril 1771, fièvre maligne épidémique à Vienne. » (Ozanam.)

67. — 1775. — Influenza : toute l'Europe de l'Est à l'Ouest.

Inondation de la Seine en février et mars 1774.

« Dans l'hiver de 1774-75, grands froids ; congélation du mercure dans la baie d'Hudson. » (Arago.)

« Le printemps et l'été de 1775 avaient été *très-secs et très-chauds ;* mais l'automne fut pluvieux, et l'atmosphère constamment chargée de brouillards souvent fétides. A la fin d'octobre, maladie catarrhale à Paris. — L'épidémie commença en Angleterre vers les premiers jours d'octobre, et parcourut successivement divers comtés jusqu'à la fin de décembre où elle disparut. » (id.) (voir 151.)

68. — 1779. — « Hiver *rigoureux et sec*. Une dysenterie épidémique sévit dans plusieurs provinces de France; elle fut occasionnée par les mêmes causes que celles énoncées dans l'aphorisme hippocratique, *hiems sicca et aquilonia*. » (id.)

69. — 1780. — « La fin de l'année 1779 et le commencement de 1780 virent régner une épidémie catarrhale; elle commença en France et de là passa en Angleterre. L'année 1779 avait été jusqu'en automne sujette à des excès de sécheresse et d'humidité. Janvier 1780 fut alternativement sec et froid, doux et humide » (ce qui est très-propre à corrompre les eaux potables). « Le 1er janvier 1780 l'épidémie catarrhale se déclara à Paris. »

70. — 1781. — « L'été de 1781 fut *brûlant* en Allemagne, et depuis la mi-juin jusqu'à la mi-septembre, *il ne tomba pas de pluie*. Automne humide et froid; hiver suivant pluvieux. Il y eût en août et septembre 1781 dysenteries peu meurtrières, fièvres intermittentes et, dans l'hiver, des fièvres rheumatiques inflammatoires qui dominèrent jusqu'au mois de mai. »

« Cette épidémie parcourut la Suède, le Danemarck, la Basse et la Haute-Saxe. » (id.)

71. — 1788. — « L'été de 1788 fut *très-chaud* en Autriche, et accompagné de plus de trois mois de pluie; catarrhe épidémique violent à Vienne. »

72. — « Le 13 juillet 1788 fut remarquable à Paris par un orage des plus violents suivi de grêle; (eau potable infectée comme il est dit au n° 151) : dysenterie d'abord, très-meurtrière à l'hôtel des Invalides et au Gros-Caillou; ensuite épidémie catarrhale dans tout Paris. » (id.) (230.)

73. — 1794-95-96. — Le niveau de la Seine fut très-bas en 1793; presque toute l'année en 1794; plus bas encore quoique moins longtemps en 1795.

CONSÉQUENCE : « La mortalité, qui était en moyenne à Paris de 20,000, s'éleva en 1794 à 30,888; en 1795 à 26,978 et en 1796 à 27,779. » (Dr Vacher.)

« En 1795 fièvre gastrique à l'hospice de Bicêtre. — Typhus des bêtes dans la Romagne et en Lombardie. » (Ozanam.)

COMMENTAIRE. — La sécheresse avait corrompu l'eau potable.

74. — 1800. — En 1799, inondation de la Seine, marquée par 6m97 à l'échelle du pont de la Tournelle; épidémie de variole après sécheresse en 1800 à Paris. L'été de 1800 avait été *très-sec et très-chaud* sous l'empire du vent du nord, et l'automne très-humide et pluvieux, le vent du sud étant dominant. Au mois d'octobre épidémie catarrhale à Lyon, qui se montra plus féroce en novembre et décembre. » (Ozanam.)

COMMENTAIRE. — Les eaux de la Saône et des puits étaient devenues malsaines.

75. — 1802 et 1803. — Grande inondation au commencement de 1802. marquée par 7^{m}32 au-dessus de l'étiage du pont de la Tournelle.

« L'été de 1802 et une partie de l'automne furent d'une *sécheresse soutenue*. La chaleur, d'abord modérée, s'éleva à un degré peu commun, où elle se maintint pendant un mois et demi ; elle diminua par degrés et fit place à des pluies et à des brouillards qui ne devinrent froids qu'en décembre. — En janvier 1803, *gelées* assez fortes qui persistent jusqu'en février. » (id.)

Conséquences : « A Paris, en novembre 1802, petites véroles nombreuses et meurtrières, et à partir de janvier 1803 épidémie catarrhale. » (Voir 373 et 438.)

« La même épidémie se déclara dans le même temps en Lombardie et surtout à Milan ; l'été avait été *très-chaud et très-sec*, l'automne humide, et l'hiver d'une intempérie extraordinaire. » (id.)

La fièvre jaune sévit à Malaga en 1803 ; on accusa un navire de l'y avoir apportée. Or 1803 avait été une année d'extrême sécheresse ; à Paris, le niveau de la Seine était resté 113 jours au-dessous de l'étiage ; il régnait sans doute une sécheresse semblable à Malaga ; la même cause, l'eau potable, corrompue par l'extrême sécheresse, donnait la variole et la fièvre catarrhale à Paris et à Milan, la fièvre jaune à Malaga.

76. — 1807. — « A Paris, *la chaleur de l'été fut excessive*, avec des calmes de longue durée : les affections catarrhales et la phtisie pulmonaire y furent extrêmement fréquentes. » (id.)

« A Londres, on vit rarement de plus longues et de plus fortes chaleurs que dans cette année-là, et la fréquence des maladies pulmonaires, durant les mois de juin et juillet, paraissait en quelque sorte liée à cette élévation de température. » (Ozanam.)

COMMENTAIRE. — Les eaux potables étaient viciées dans ces mois de si grandes chaleurs.

77. — 1811. — Grands froids dans l'hiver de 1810-11. — Inondation suivie de grande sécheresse, à Paris ; le niveau de la Seine est resté trois mois dans le voisinage du zéro de l'étiage (109). Conséquence : épidémie de fièvre intermittente à Paris.

78. — 1814-15. — Hiver très-froid ; sécheresse : 44 jours du niveau de la Seine au-dessous du zéro. Conséquence : épidémie de typhus. — Peste à Noga. — Coqueluche très-vive à Milan, en 1815. (Ozanam).

79. — 1820-21. — Froid rigoureux et sécheresse : typhus; fièvre jaune à Barcelone en 1821.

80. — 1831 et 1832. — Grands froids généraux en 1829 et 1830; grande sécheresse en 1831 et 1832. Conséquence : en 1831, 32 et 33, choléra successivement en Asie, en Europe et en Amérique.

81. — 1848 et 1849. — Grands froids dans les deux hivers, suivis de sécheresse. Conséquence : choléra de l'Est à l'Ouest.

82. — 1853 et 1854. — Grands froids en hiver suivis de sécheresse. Conséquence : choléra de l'Est à l'Ouest.

83. — 1857 et 1858. — A Paris, inondation en mai 1856 et en janvier 1857 ; grande sécheresse en 1857 et 1858; en 1857 le niveau de la Seine reste 120 jours au-dessous de l'étiage du Pont-Royal ; en 1858 il descend à 0m83 à l'échelle du pont de la Tournelle (1). Conséquence : à Paris, en 1857 épidémie de variole, et, en 1858, épidémie de grippe.

84. — 1860-61. — Grands froids. — 1861, grande inondation suivie de grande sécheresse. Conséquence : en 1861-62, épidémie de variole et de grippe, à Paris.

85. — 1864 et 1865. — Hiver de grands froids. — Grande sécheresse en 1864 et 1865. Conséquence : choléra en 1865 et 1866.

86. — 1867. — Grande sécheresse en Algérie en 1866 et 1867 ; choléra en 1867.

87. — 1870. — Grande sécheresse de la Seine : épidémie de variole à Paris.

88. — 1876. — Inondation de la Seine suivie d'une sécheresse qui se termine vers le 10 août; pluies qui infectent les eaux potables et amènent une épidémie de diarrhée suivie d'une épidémie de fièvre typhoïde très-meurtrière.

89. — Deux remarques importantes :

1° Les épidémies sont préparées, dans chaque pays, bien longtemps avant leur apparition, par les grands froids, les grandes inondations, les grandes chaleurs et les grandes sécheresses. Ces causes extraordinaires de la corruption des eaux potables précèdent tantôt de quelques mois, tantôt d'une année, tantôt de deux où trois ans ces fléaux qui parcourent quelquefois la Terre presque entière.

Ainsi, l'épidémie générale de 1580 dépendait des intempéries des

____

(1) Le zéro de l'échelle du Pont-Royal est à 57 centimètres au-dessous de celui du pont de la Tournelle.

années 1578 et 1579 (42 et 43); les fièvres intermittentes de 1695 du débordement du Tibre de 1694 (49); les fièvres catarrhales de 1733 à 1737 des grandes sécheresses de 1731, 1732 et 1733, précédées elles-mêmes des hivers rigoureux de 1728-29-30 (57); le choléra de 1865 et 1866 à Paris avait été préparé par les grandes sécheresses de 1864 et 1865 (85); le choléra de 1867 en Algérie par les sécheresses de 1866 et 1867 (86).

« La cause des maladies, dit Perkins, est souvent engendrée plusieurs mois avant qu'elles n'éclatent. » (Ozanam.)

2º Les épidémies de choléra sont le résultat d'eaux potables corrompues à la suite de grandes sécheresses précédées de grands froids (80, 81, 82, 85 et 86); les épidémies de variole le résultat d'eaux potables corrompues à la suite de grandes sécheresses précédées d'inondations (75, 83, 84, 370 et 372).

DEUXIÈME PARTIE

ÉTUDE DES MALADIES ÉPIDÉMIQUES CAUSÉES PAR LA BOISSON D'EAU CORROMPUE.

---

90. — Les maladies que je me propose d'étudier sont : la diarrhée, la fièvre intermittente, le choléra, la dysenterie, la fièvre typhoïde, les fièvres éruptives, la peste, la fièvre jaune, le typhus, la maladie du foie et les affections de l'appareil respiratoire.

On leur a donné le nom de *zymotiques* parce qu'elles paraissent dûes à l'action d'un ferment. Elles sont appelées *épidémiques,* lorsqu'elles ont un caractère de généralité pour toute une ville, pour toute une contrée, ou pour la Terre presque entière.

Deux de ces maladies, la diarrhée et la fièvre intermittente, sont de beaucoup les plus communes, et sont toujours, l'une ou l'autre, le prélude des autres, lorsque celles-ci doivent se déclarer. Elles s'imposent donc tout d'abord à notre étude.

DIARRHÉE

SOMMAIRE : — I. Distinction entre la diarrhée sporadique et la diarrhée épidémique. — II. Documents établissant que la diarrhée épidémique est dûe à la boisson d'eau corrompue.

§ I. DISTINCTION ENTRE LA DIARRHÉE SPORADIQUE ET LA DIARRHÉE ÉPIDÉMIQUE.

91. — J'attache une grande importance à cette distinction. La diarrhée sporadique peut être causée par l'usage accidentel d'eau corrompue, de charcuterie ou autre viande gâtée, d'orge ergotée, etc. ; elle peut être déterminée par certains poisons comme le cuivre, l'arsenic, ainsi que l'affirme le *Nouveau Dictionnaire de Médecine et de Chirurgie pratiques ;* elle peut encore provenir d'un refroidissement du ventre ou des pieds. Elle est presque toujours bénigne. — Nous ne nous occuperons que de la diarrhée épidémique.

§ II. DOCUMENTS ÉTABLISSANT QUE LA DIARRHÉE ÉPIDÉMIQUE EST DUE A LA BOISSON D'EAU CORROMPUE.

92. — « Les personnes qui arrivent pour la première fois dans une grande ville comme Amsterdam, Londres et Paris, prennent la diar-rhée par l'usage de l'eau de ces villes. Rien n'est moins démontré. » (*Dictionnaire universel* de Pierre Larousse.)

93. — « On a admis des diarrhées endémiques à Paris, à Saint-Pétersbourg, dans les Indes occidentales, mais suivant les auteurs du *Compendium*, il faut les attribuer à l'eau de ces contrées. » *(Nouveau Dictionnaire de Médecine et de Chirurgie pratiques.)*

Remarque importante. — Les auteurs des deux dictionnaires cités ci-dessus n'osent pas prendre sur eux d'affirmer que les diarrhées dont il s'agit sont dûes à la boisson d'eau. C'est bien pis au sujet des autres maladies zymotiques ; je constaterai, en effet, en parlant de chacune de ces maladies qu'ils ne disent pas un mot de l'eau ingérée comme cause, ne paraissant pas en avoir le moindre soupçon.

94. — « Dans le quartier de Sèvres, où j'ai longtemps pratiqué comme médecin du bureau de bienfaisance, dit le Dr Bouchut, *la diarrhée* régnait d'une façon presque épidémique. Beaucoup de méde-cins supprimaient alors l'usage de l'eau de Seine, et envoyaient cher-cher de l'eau du puits artésien de Grenelle. Cela suffisait pour re-mettre les voies digestives en bon état. » (Dr Vacher.)

95. — « J'ai été moi-même, dit le Dr Vacher, témoin d'un fait analogue. Le lycée Napoléon est alimenté par le réservoir du Pan-théon, qui reçoit les eaux de Seine mélangées aux eaux d'Arcueil. J'ai vu pendant l'été jusqu'à quinze élèves à la fois pris de diarrhée cholé-riforme. Il suffisait d'alcooliser l'eau des fontaines placées dans les cours et les salles pour couper court à tout accident. »

96. — « L'usage du biberon et d'un mauvais lait cause *la diar-rhée.* » *(Dict.* de P. Larousse.)

COMMENTAIRE. — L'emploi du biberon comporte l'usage du lait de vache ; or, ce lait étant trop substantiel, on y ajoute 25 pour cent d'eau, d'après le conseil des médecins et des sages-femmes. L'instruc-tion rédigée pour le biberon Robert prescrit cette proportion.

C'est la cause de la diarrhée des enfants élevés par ce moyen. Nous verrons plus loin que cette eau leur donne des maladies plus graves lorsqu'elle devient plus insalubre. (Voir fièvre typhoïde, 338.)

Le dictionnaire de P. Larousse attribue aussi la diarrhée à l'usage d'un mauvais lait. Ce lait ne devient tel que par l'addition frauduleuse d'eau qu'y font les marchands.

97. — J'ai remarqué, dans les journaux de médecine, que l'on at-tribue aux *influences saisonnières* les diarrhées des enfants, voulant faire entendre que ces diarrhées sont causées par la chaleur ou le re-froidissement des saisons ; or, elles sévissent tantôt au printemps, tantôt en été, tantôt en automne, et même quelquefois en hiver.

Je prétends que les changements de température n'en sont que les causes occasionnelles : tout s'explique par la corruption de l'eau potable, qui a lieu tantôt dans une saison, tantôt dans une autre.

Que l'on fasse une enquête à Paris, et l'on reconnaîtra que les enfants à la mamelle sont presque toujours exempts de cette maladie jusqu'à l'âge de six mois, comme ils le sont de la coqueluche (420), parce qu'ils ne boivent pas d'eau, tandis que ceux élevés au biberon y sont sujets dès leur naissance (269.)

On observe encore que, pendant le sevrage, les enfants sont fréquemment atteints de diarrhée : c'est qu'on commence à leur donner de l'eau.

98. — Le Dr Guénau de Mussy (fièvre typhoïde) :

« Je suis très-porté à croire que c'est souvent au mauvais aménagement des vidanges, peut-être même à leur mélange avec les eaux potables, qu'il faut attribuer ces *diarrhées épidémiques* qui sévissent dans certaines maisons. J'ai deux fois observé ce fait dans ma propre famille, dont une fois à Trouville. La citerne, qui fournissait de l'eau à la cuisine, communiquait avec un réservoir commun, destiné à un autre usage. L'installation des vidanges dans les villes d'eaux mériterait une sérieuse attention. Peut-être y trouverait-on une des principales causes de ces *diarrhées endémiques* si communes dans certaines localités, comme Luchon, Cauterets, etc. »

99. — « On admet généralement, dit le Dr Murchison, que la *diarrhée d'automne* peut résulter de l'usage d'une eau polluée par les matières des vidanges. » (Le même.)

100. Le mémoire du Dr H. Blanc, chirurgien de l'armée britannique, contient de nombreux récits qui démontrent que l'eau corrompue était la cause de la *diarrhée*, et qu'on s'en préservait absolument, ainsi que du choléra, en faisant exclusivement usage d'eau bouillie, ou distillée, ou d'eau de citerne. Je reproduis un de ces récits :

« Deux régiments recevaient de l'eau distillée, mais pas en quantité suffisante, en attendant que les citernes de Sedwich (États-Unis) fussent réparées, remplies, et fournissent aux hommes assez d'eau de pluie pour leur boisson. Au début, l'eau distillée arrivant en tonneaux encore trop chaude, quelques hommes préférèrent boire l'eau de rivière plus fraîche, malgré les ordres et les avertissements répétés. Cas après cas de *diarrhée cholériforme* se déclarèrent ; une investigation rigoureuse ne découvrit aucune cause de cette *diarrhée*, à l'exception de l'eau dont les hommes avaient bu. Une forte escorte fut placée pour empêcher les soldats d'approcher de la rivière et tout accident disparut. »

J'aurai encore à citer de nombreux faits où la *diarrhée* fut causée par la boisson d'eau corrompue. Ces faits se rapportent au choléra, à la dysenterie, à la fièvre typhoïde, dont la diarrhée est le prélude ; on les trouvera dans les chapitres relatifs à ces maladies spéciales.

FIÈVRE INTERMITTENTE

SOMMAIRE : — I. La fièvre intermittente est dûe à l'ingestion d'eau corrompue. — II. Les cas de fièvre intermittente sur les navires sont causés par la boisson de l'eau dont on y a fait provision. — III. Distinction entre les eaux qui donnent la diarrhée et celles qui donnent la fièvre intermittente. — IV. Prophylaxie.

§ I. LA FIÈVRE INTERMITTENTE EST DUE A L'INGESTION D'EAU CORROMPUE.

101. — Fièvre paludéenne, intermittente, irrégulière, pernicieuse, toutes ces expressions désignent une seule et même maladie.

Comme la diarrhée, elle peut être due à diverses causes en tant que sporadique, mais il n'est question en ce mémoire que de la fièvre intermittente épidémique.

Les savants l'attribuent aux miasmes, aux émanations des marais. Je me propose d'établir qu'elle est due exclusivement à l'ingestion d'eau marécageuse.

102. — Je lis dans le *Nouveau Dictionnaire de Médecine et de Chirurgie pratiques* :

« La côte ouest de l'Afrique, c'est-à-dire le *Sénégal*, la baie de Guinée, les îles du Cap Vert sont des pays où la *fièvre intermittente* est en permanence, et avec une gravité particulière. »

Or, d'après le rapport de la Commission d'enquête de 1861 (21), « dans certaines contrées, le *Sénégal*, par exemple, l'ingestion de l'eau altérée est une cause puissante de la production des *fièvres intermittentes*, des coliques végétales et de la dysenterie. »

De Jussieu (Note I) affirme que l'épidémie de 1731, qui se caractérisait par des maux de gorge et des *fièvres pernicieuses*, n'avait attaqué que les personnes buvant l'eau de Seine, laquelle avait acquis, par l'influence de la sécheresse, la qualité de l'eau *des marais, des lacs*. (Voir 49, 52, 55, 58, 59, 70, 73 et 77.)

Il professait donc cette doctrine que l'eau des marais prise en boisson cause des *fièvres pernicieuses*.

104. — Que si l'on devait admettre, (ce que je nie), que les émanations des marais peuvent donner cette maladie, on devrait proclamer *à fortiori*, que l'eau même de ces marais, introduite dans les voies digestives, doit la causer.

On objectera que dans les pays marécageux on ne boit pas de ces eaux, et qu'on y fait usage d'eau de puits ou de fontaines. — D'accord ; mais ces puits ou fontaines communiquent à travers des terrains perméables avec les eaux marécageuses et participent de leur nature. L'eau potable qu'on y puise est limpide et rien ne décèle l'agent toxique qu'elle renferme. (Note I.)

Tous les recits de fièvres intermittentes doivent s'expliquer de même. Je vais mentionner les suivants pour exemples :

105. — « Dès le siècle dernier, Lancisi avait noté que les voyageurs, se rendant de Naples à Rome par la voie appienne qui traverse les marais Pontins, gagnaient des fièvres pernicieuses. Il attribuait ces fièvres aux émanations palustres. » (Dr Vacher.)

106. — « Aux colonies, on voit quelquefois l'habitant de la ville, qui a séjourné un jour ou deux dans des localités soumises aux influences palustres infectieuses, y contracter le germe de la maladie qui se traduit, à son retour, par une fièvre pernicieuse. » (Dr Rézard de Wouves.)

107. — COMMENTAIRE. — On ne peut suivre une longue route à travers des marais, ou séjourner un ou deux jours dans leur voisinage sans boire. Les voyageurs, dont parlent Lancisi et Rézard de Wouves, ont bu de l'eau qui leur a donné cette maladie.

108. — Ozanam a vu un maître de poste, qui habitait à Torre de'tre Ponti, au milieu des marais Pontins, depuis quarante ans, et qui y jouissait d'une santé parfaite . « Je ne sors pas la nuit, » lui dit cet homme ; « je me nourris bien, et je bois du vin : voilà tout mon secret. » — S'il avait bu de l'eau serait-il resté indemne ? — Non, sans doute. — Ainsi, les effluves marécageux sont inoffensifs si l'on ne boit pas d'eau.

109. — J'interprète encore par l'ingestion d'eau potable l'épidémie de fièvre intermittente de 1811 à Paris. Cette épidémie éclata parmi les ouvriers occupés à remuer les terres pour creuser le canal Saint-Martin. Le Dr Vacher l'attribue aux émanations de ces terrains autrefois marécageux. Or l'année 1811 avait présenté une assez grande sécheresse, qui avait donné lieu à la récolte du bon vin dit de la comète. La Seine avait été très-basse ; j'ai constaté, en effet, sur les documents qui m'ont été communiqués par M. Lemoine, ingénieur des Ponts et Chaussées, qu'en cette année le niveau du fleuve était resté près de trois mois au zéro d'étiage du pont de la Tournelle, ou à peu près : (Cotes les plus basses : en septembre 0^m00 ; en octobre 0^m00 ; en novembre 0^m10.)

Cette sécheresse avait été précédée de l'hiver 1810-11, qui avait été remarquable par ses grands froids, et d'une inondation marquée par 5^m34 le 20 février. L'année 1811 était donc dans des conditions propres à une épidémie. (Voir 29, 30 et 31.) Il y avait pénurie d'eau. Les ouvriers, qui creusaient le canal Saint-Martin, n'avaient à boire qu'une eau impure comme celle de 1731, dont parle de Jussieu (Note I) ; ils prirent les mêmes fièvres pernicieuses mentionnées par ce savant.

§ II. LES CAS DE FIÈVRE INTERMITTENTE SUR LES NAVIRES SONT CAUSÉS PAR L'INGESTION DE L'EAU DONT ON Y A FAIT PROVISION.

110. — Pour établir cette proposition, je me contente de renvoyer au rapport de la Commission d'enquête de 1861 (21.) Ici, personne n'oserait attribuer cette maladie aux émanations de l'eau emmagasinée sur les navires : la boisson de cette eau est mille fois plus apte à la donner.

§ III. DISTINCTION ENTRE LES EAUX POTABLES QUI DONNENT LA DIARRHÉE ET CELLES QUI DONNENT LA FIÈVRE INTERMITTENTE.

111. — L'eau des marais est une eau dormante ; elle est chargée de la qualité, de la substance de certaines plantes, tels que nénuphars, joncs, hippuris, conferves, qui ne lui ôtent rien de sa limpidité. C'est cette eau que l'on trouve dans les puits ou fontaines en communication avec les marais par des terrains perméables ou des fentes de rocher, qui donne *les fièvres pernicieuses*. Ainsi l'eau de Seine, en 1731, d'après de Jussieu, quoique limpide parce qu'elle n'avait été troublée par aucune pluie, était chargée de la qualité des plantes marécageuses : elle donnait des fièvres pernicieuses à ceux qui en buvaient. (Note I.)

112. — Les eaux croupissantes, qui forment des cloaques dans les campagnes après une inondation, se chargent aussi de la substance des végétaux qu'elles ont entraînés. Ces eaux s'infiltrent dans les puits et les fontaines, et sont ainsi la cause d'épidémies de fièvres intermittentes. (Voir 49, 52, 54, 55 et 59.)

Au contraire, *la diarrhée* est le résultat de l'ingestion d'eau contaminée par les matières animales et végétales entraînées dans une rivière, surtout dans la partie de son cours éloignée de la source. Telle était l'eau distribuée, en 1865, au 18e arrondissement (Montmartre) et provenant des pompes de Saint-Ouen, qui fonctionnaient à 1500 mètres au-dessous du grand égout collecteur. D'après le Dr Vacher, la diarrhée régnait d'une façon épidémique dans cet arrondissement dès le mois de juillet.

113. Ainsi, en résumé, les eaux des marais, des lacs, des mares situées dans les campagnes, dans les bois ou forêts, et sur les bords des rivières, prises en boisson, donnent plutôt la fièvre intermittente, les eaux de rivière recevant les déjections des égouts plutôt la diarrhée.

114. — De même qu'il y a diarrhée prémonitoire pour le choléra, la dysenterie et la fièvre typhoïde, il y a aussi fièvre intermittente prémonitoire pour ces mêmes maladies. J'en parlerai en traitant de chacune d'elles. Nous verrons encore que la diarrhée prémonitoire a plutôt une origine animale, et la fièvre intermittente prémonitoire plutôt une origine végétale.

115. — Le *Nouveau Dictionnaire de Médecine et de Chirurgie pratiques* ne dit pas un mot de l'ingestion d'eau corrompue comme pouvant être la cause de la fièvre intermittente.

Ce *Dictionnaire*, ainsi que l'*Encyclopédie du XIXe siècle*, attribue exclusivement aux miasmes la fièvre intermittente.

Quand on réfléchit au parallélisme frappant de la diarrhée dans les villes et de la fièvre intermittente dans les campagnes et les bois, on ne peut attribuer la première à l'eau potable sans lui attribuer aussi la seconde ; à moins que la première ne soit due aux miasmes, ce que personne n'oserait soutenir, après avoir lu ce qui précède.

§ IV. Prophylaxie.

116. — Pour se préserver de la fièvre intermittente, il suffit de faire bouillir l'eau potable.

Les bûcherons, qui font le charbon dans les forêts, ont l'habitude de faire bouillir l'eau qu'ils y trouvent par hasard. Ils ont donc reconnu que c'est un moyen de rendre inoffensive une eau suspecte.

J'ai un petit neveu, Maurice, âgé de trois ans. Il avait la fièvre depuis quelque temps. Je dis à sa mère que cette maladie avait pour cause l'usage de l'eau de Seine, distribuée au Gros-Caillou, où elle habite. Je lui conseillai de ne plus employer en boisson que de l'eau bouillie ; ce qu'elle mit aussitôt à exécution. Huit jours après, elle m'apprenait que son enfant était parfaitement guéri. Depuis lors, dans la famille de mon frère, on a toujours fait bouillir l'eau potable, et l'enfant n'a plus eu la moindre indisposition.

CHOLÉRA

117. — La gravité exceptionnelle de cette maladie a particulièrement appelé l'attention du monde savant, et a provoqué de nombreux écrits. J'en donne une étude aussi complète que possible.

Comme il est admis que toutes les maladies zymotiques ont la même cause générale, si je prouve que le choléra est uniquement le résultat de l'ingestion d'eau corrompue, ce sera une présomption que toutes les autres n'ont pas d'autre cause. Mais en traitant des autres maladies, surtout de la variole et de la peste, je donne de si bonnes preuves, qu'elles me serviront à leur tour pour le choléra.

§ I. — (A). LE CHOLÉRA OFFRE TOUS LES SYMTÔMES D'UN EMPOISONNEMENT. — (B). L'AGENT TOXIQUE NE PEUT ÊTRE QUE L'EAU POTABLE.

(A). LE CHOLÉRA OFFRE TOUS LES SYMTÔMES D'UN EMPOISONNEMENT.

C'est ce que professent la plupart des médecins.

Je cite :

118. — Le docteur Ambr. Tardieu : « Je ne reconnais pas de ressemblance plus saisissante que celle qui existe entre le choléra et les préparations arsénicales. »

119. — Le Dr Rilliet, de Genève : « Je considère le choléra comme le résultat d'un empoisonnement. Cette opinion m'a été suggérée par la ressemblance qui existe entre une attaque de choléra et les effets produits par la morsure d'un serpent venimeux. »

120. — Le Dr Frédéric Leclerc, de Tours : « Il est difficile de ne pas admettre que le choléra agit comme un toxique. Les pilules de belladone font éprouver des effets analogues à ceux du choléra. »

121. — Le Dr Armieux, de Toulouse : « Le choléra est un empoisonnement. Nous ne connaissons pas l'agent toxique, mais ses effets ne laissent aucun doute sur sa nature. »

122. — Le Dr Rézard de Wouves : « Les symptômes du choléra sont semblables à ceux que produirait un poison végétal ou minéral. »

123. — Le Dr H. Blanc, chirurgien-major de l'armée britannique : « Nous ne connaissons pas d'antidote contre le poison choléra, quoiqu'il y ait peu de substances qui n'aient été essayées dans ce but. »

124. — Le pharmacien Bonjean, de Chambéry : « Aux yeux de la majorité des médecins, le choléra est un véritable empoisonnement dont le principe échappe aux investigations les plus subtiles. »

125. — Ainsi, en résumé, ces messieurs assimilent le choléra à un empoisonnement par l'arsenic, par la belladone, ou par une autre substance minérale ou végétale. Vous croyez, peut-être, qu'ils vont en conclure que le choléra est un véritable empoisonnement, produit de la même manière que tous les autres, par l'introduction dans l'estomac d'un agent toxique contenu dans le boire ou le manger ? Ce serait trop vulgaire ! Il leur faut quelque chose de plus mystérieux, de plus savant ! Pour eux, le poison serait introduit dans l'économie par des miasmes, des germes répandus dans l'air, ou par les émanations du sol, ou par les déjections des cholériques, ou par la simple contagion d'homme à homme, ou par les vêtements. Ils n'imaginent point que ce pourrait être un empoisonnement simple, c'est-à-dire résultant de l'ingestion immédiate d'un agent toxique tangible. Cependant rien n'est plus logique.

(B). L'AGENT TOXIQUE NE PEUT ÊTRE QUE L'EAU POTABLE.

126. — Voyons quelle substance dans notre nourriture quotidienne pourrait être l'agent toxique possédant le caractère de généralité et de soudaineté qui constitue l'épidémie cholérique ? Ce ne peut être ni le pain, ni le vin, ni la viande, ni le poisson, ni les fruits, ni les légumes, car toutes ces denrées sont de diverses provenances ; aucune d'elles ne sert exclusivement à l'alimentation de tout un quartier, de tout une ville ; aucune d'elles ne peut s'avarier d'une manière générale et subite.

Au contraire, la même eau potable est commune à tout un quartier, à toute une ville, à plusieurs villes. Si elle se trouvait accidentellement viciée de manière à faire mal à quelques-uns, elle ferait mal à tous ; par conséquent, l'eau seule possède le caractère de généralité propre à l'épidémie. En outre, l'eau seule peut devenir brusquement corrompue à la suite de pluies succédant à la sécheresse (151).

§ II. — PATHOGÉNIE DU CHOLÉRA.

(A). DIARRHÉE PRÉMONITOIRE. — (B). FIÈVRE INTERMITTENTE PRÉMONITOIRE. — (C). LE CHOLÉRA NE SE GAGNE JAMAIS PAR LES VOIES RESPIRATOIRES.

(A). DIARRHÉE PRÉMONITOIRE DU CHOLÉRA.

127. — Extrait d'un mémoire lu par le Dr Jules Guérin à l'Académie des Sciences en 1865 :

« La plupart des sujets qui sont frappés du choléra-morbus étaient depuis plusieurs jours et même depuis plusieurs semaines sous l'influence d'un trouble des fonctions digestives, assez peu grave, du moins en apparence, pour n'avoir que très-légèrement fixé leur attention. J'ai reconnu :

1º Que le choléra était presque toujours précédé, annoncé par la série des symptômes à laquelle j'ai donné le nom de cholérine, pour ne pas trop effrayer le public, mais pour rattacher néanmoins ces symptômes à la maladie dont ils étaient le précurseur ;

2º Que la cholérine était le premier degré du choléra ;

3º Que le choléra n'était qu'une période avancée d'une maladie méconnue jusque-là dans sa période prodomique ;

4º Qu'il était toujours possible d'arrêter le développement de la période mortelle en l'attaquant à son degré curable. »

128. — Le *Dictionnaire de Médecine et de Chirurgie pratiques* :

« La diarrhée, dite prémonitoire, n'est que le choléra lui-même au début. »

129. — Comme conséquence de ce qui précède, on peut dire que le choléra est une *diarrhée devenue excessive par négligence*.

Dans le même ordre d'idées, je définis le choléra ainsi qu'il suit :

Une maladie qui commence par la diarrhée, s'aggrave par des déjections alvines et des vomissements de plus en plus abondants, et se termine par la cyanose.

La cyanose est le résultat de la déshydratation du sang : le corps prend un aspect bleuâtre. Si l'on appuie avec le doigt sur la peau d'un cholérique, la dépression peut durer près de vingt minutes, ainsi que l'a constaté, entre autres, le Dr Barth.

130. — Ici je demande la permission d'expliquer comment, à mon sens, on gagne le choléra :

L'usage quotidien de l'eau corrompue constitue un empoisonnement lent qui donne la diarrhée, comme le fait un empoisonnement par l'arsenic. Si l'eau n'est que médiocrement altérée, il peut se faire que cette diarrhée se prolonge deux ou trois mois sans s'aggraver. En voici la raison : la diarrhée a pour effet de neutraliser l'action nocive de l'eau corrompue ; en d'autres termes, de détruire les êtres microscopiques ou le ferment qu'elle contient. Cette propriété curative de la diarrhée est si vraie que les déjections cholériques ne produisent aucun mal aux animaux auxquels on les fait prendre ; ce n'est que du 3e au 9e jour, alors qu'elles ont eu le temps de fermenter, qu'elles deviennent pernicieuses. (Expériences de M. Thiersch.)

Donc, je proclame ceci en principe : « La diarrhée est un moyen employé par la nature pour détruire le ferment qui s'est attaché aux muqueuses et pour l'expulser au dehors. » Telle est la doctrine professée par le Dr Netter, le médecin qui connaît le mieux la question, et qui sait le mieux guérir les cholériques. En persistant longtemps la diarrhée s'étend et s'aggrave dans le tube intestinal et devient de plus en plus abondante, surtout si la corruption de l'eau potable augmente. Enfin, avec un degré d'infection de plus, l'eau produit son action nuisible sur l'estomac, et dès lors les vomissements arrivent.

Comme la quantité de sérum dans le corps de l'homme est à peine de 4 à 6 litres, il est bientôt épuisé ; le sang prend la consistance de la gelée de groseilles, selon l'expression du Dr Netter, et cesse de circuler ; la cyanose est complète. Si, dans ce moment, vous injectez de l'eau pure ou salée dans les veines du cyanosé, vous restituez au sang l'eau qui lui manque ; il redevient liquide et circule de nouveau ; aussitôt, le cholérique se ranime.

Si le malade boit encore de l'eau corrompue qui apporte dans le tube intestinal du nouveau ferment, ou si le ferment antérieur n'a pu être éliminé totalement par le flux du sérum épuisé, il le sera par la grande abondance des liquides ingurgités ou injectés, ces liquides étant purs ou salés, ou ayant été soumis à l'ébullition. C'est encore la doctrine du Dr Netter que je traduis, sauf en ce qui concerne la provenance de l'agent toxique.

J'attache la plus grande importance à ce que je viens de dire ici, car je veux en tirer un argument capital, invincible contre la contagion. Lorsque le ferment du choléra est introduit dans le tube digestif, il tend bien à s'y développer aux dépens de notre organisme comme tous les ferments, mais il est aussitôt détruit par la diarrhée, et la persistance de celle-ci n'est que la conséquence de la continuation de l'usage qu'on fait d'eau corrompue.

J'en donnerai plus loin des preuves frappantes, en montrant que les armées décimées par le choléra en sont délivrées brusquement lorsqu'elles viennent à changer de campement, parce qu'elles trouvent ailleurs une eau de bonne qualité (251).

131. — La diarrhée prémonitoire ne dure pas seulement de 8 à 15 jours, elle dure quelquefois deux ou trois mois, et, presque toujours, le choléra ne se déclare que lorsqu'une pluie abondante, succédant à une grande sécheresse, détermine le plus haut degré de corruption de l'eau potable. C'est ce qui, du reste, fait l'objet d'un chapitre spécial (151).

Je cite, pour exemple, ce passage du livre du Dr Vacher : « En 1865, la diarrhée et le catarrhe intestinal ont eu un chiffre de décès beaucoup plus élevé pendant les mois de juillet, août, septembre et octobre que pendant le reste de l'année (le choléra a commencé en octobre).

La diarrhée régnait épidémiquement dans le dix-huitième arrondissement (Montmartre), et y faisait trois fois plus de victimes que dans tout autre arrondissement. Or l'eau de Montmartre était nauséabonde, à cette époque, au dire des habitants ; l'eau, distribuée au dix-huitième arrondissement, provenait partie du canal de l'Ourcq, partie de l'usine Saint-Ouen, qui la puisait dans la Seine à 1 500 mètres au-dessous du grand égout collecteur.

Je montrerai plus loin que la diarrhée prémonitoire de la dysenterie et celle de la fièvre typhoïde précèdent aussi de deux à trois mois ces dernières maladies.

(B). Fièvre intermittente prémonitoire du choléra.

132. — J'ai déjà montré que la fièvre intermittente, étant due à l'ingestion d'une eau marécageuse, sévit à la place de la diarrhée dans les campagnes et dans les bois ; il en est de même lorsqu'elle précède le choléra, ce qui ne veut pas dire qu'elle le précède immédiatement, mais qu'elle précède la diarrhée prémonitoire elle-même.

Je cite :

133. — Dr H. Blanc : « Pendant que j'étais en Abyssinie, au mois de juin 1866, le choléra gagna le camp de l'empereur Théodore, à cette époque à Zagé, près du lac Tana. Le camp impérial avait été planté dans un endroit très-malsain, bas et entouré de marécages. Des fièvres, des dysenteries sévissaient depuis quelque temps, avant que le choléra fut introduit par des recrues qui venaient de la province de Tigré où l'épidémie existait. »

COMMENTAIRE. — Je tire deux enseignements de ce récit : le premier que le camp de l'empereur Théodore étant planté dans un endroit bas, marécageux, où les eaux devaient être chargées de substances dégagées des plantes marécageuses, c'étaient ces eaux prises en boisson qui avaient causé les *fièvres* dont il s'agit. Le second que le choléra avait été précédé de ces fièvres et dysenteries.

Quant à l'introduction du choléra par les recrues, c'est une explication erronée, attendu que les fièvres et dysenteries ayant existé préalablement, leur transformation en choléra devait résulter de leur aggravation par une eau potable devenue plus corrompue à la suite d'une pluie d'orage (151).

134. — Dr Armieux : « 46 atteintes de choléra se déclarèrent à Toulouse à l'intérieur de l'hopital militaire, presque tous dans le service des *fiévreux* (du 23 août au 23 octobre 1854). »

COMMENTAIRE. — L'eau de la Garonne, qui sert à l'alimentation de Toulouse, est puisée en amont de cette ville, et ne contient guère en dissolution que des matières végétales : d'où la prédominance des fièvres sur les diarrhées. (C'est le contraire pour Paris dont l'eau est puisée en *aval*.) (Voir la note II.)

135. — M. Littré : « Russ, qui compte près de 2,000 habitants, est situé immédiatement près des embouchures multipliées du Niémen, dans le Curisch-haff ; il est coupé par beaucoup de cours d'eau, et tout son territoire est tellement exposé aux inondations que souvent on ne peut communiquer d'une maison à l'autre qu'en bateau. Des *fièvres intermittentes* et d'autres maladies propres aux contrées basses et humides y règnent continuellement ; la mortalité y est fort grande. Malgré ces conditions défavorables, Russ a été longtemps épargné par le choléra, bien qu'il se fut montré sur plusieurs points du voisinage. Ce fut seulement le 2 août 1831 qu'il attaqua le village. »

Commentaire. — Les habitants de Russ n'avaient d'autre eau potable que celle qui les entourait, ou celle de puits communiquant avec le Niémen à travers des terrains perméables. C'était cette eau prise en boisson qui leur donnait ordinairement les *fièvres intermittentes,* et qui leur donna le *choléra* en 1831, parce qu'elle était devenue beaucoup plus corrompue après une grande sécheresse.

136. — Remontons aux siècles précédents, nous y trouverons des faits analogues :

M. de Fouchy, *Mémoires de l'Académie des Sciences :* « Le commencement de l'année 1750 a été très-sec ; en janvier, il y a eu fluxions et fièvres, dévoiements, dysenteries ; beaucoup de fièvres putrides, douleurs d'entrailles. Ceux qui mouraient de ces fièvres avaient le corps noirâtre. Février : fièvre maligne, putride, air très-sec. Mars : fièvre putride et pleurésie. Juillet : fort chaud ; la maladie épidémique a été une colique hœpathique, des crampes (sans doute le choléra). »

137. — Ozanam : « Épidémie catarrhale de 1658 :

« L'été de 1657 avait été excessivement chaud ; l'hiver commença de bonne heure et fut très-froid. — Neige de décembre à l'équinoxe du printemps. Ciel brumeux. Au commencement du printemps, *fièvre tierce.* A la fin d'avril éclata tout-à-coup une épidémie catarrhale. Mille individus tombaient malades par semaine dans quelques villes d'Angleterre. »

138. — Je termine ce sujet par une phrase du Dr Prus, extraite de son rapport sur la peste en 1846. (Il s'agit de la peste et non de choléra, mais je démontre que la peste n'est qu'une manière d'être du choléra (398) : « Très-fréquemment, la peste avait été précédée d'autres maladies, fièvres intermittentes, simples ou pernicieuses. »

139. — Le Dr Bourgogne, dans son mémoire adressé à l'Académie des Sciences en 1855, affirme « l'identité du choléra asiatique avec les fièvres paludéennes pernicieuses. »

140. — Dr C. Rousset, de la Marne : « On a remarqué en beaucoup d'endroits la coïncidence funeste entre l'épidémie présentement décrite (le choléra) et les fièvres intermittentes. L'analogie est même si frappante que plusieurs médecins ont été jusqu'à les considérer comme identiques au fond et déterminées par les mêmes principes morbifiques. »

141. — Dr Armieux : « Nombre de fièvres intermittentes en 1854,

année du choléra. 263

année moyenne. . . . . . 296 »

COMMENTAIRE. — Il doit y avoir moins de fièvres intermittentes en temps de choléra, parce que la corruption de l'eau potable étant la cause de ces deux affections, dès que cette corruption devient excessive, le choléra domine et remplace la fièvre intermittente.

(C) LE CHOLÉRA NE SE GAGNE JAMAIS PAR LES VOIES RESPIRATOIRES.

142. — D'après M. Bouillaud, dans la fièvre typhoïde, le sang se trouve altéré, et présente le même état de septicité, que lorsqu'on a injecté par une veine un liquide septique. Il en est tout autrement dans le choléra, ainsi que le prouve le Dr Netter : « La diarrhée ou afflux du sérum vers le tube digestif, a, » dit-il, « pour effet de détruire le ferment attaché aux muqueuses. Le ferment ayant été ainsi éliminé, la convalescence est prompte. Il en serait tout autrement si le sang était vicié. »

Je regarde donc comme un fait bien acquis que le sang n'est pas vicié dans le choléra ; qu'il n'est que déshydraté, et qu'il reprend toutes ses propriétés lorsqu'on lui a rendu l'eau qui lui manque.

Cela posé, il n'est plus possible d'admettre que le choléra puisse être communiqué à un homme par les voies respiratoires ; car la matière septique, pour passer des poumons au tube digestif, siége constant et unique du choléra, devrait traverser le sang et l'infecter. Or le sang n'est nullement infecté dans cette maladie ; donc le choléra ne se communique jamais par les voies respiratoires. Donc le docteur Pellarin se trompe quand il professe que les voies respiratoires sont le chemin ordinaire du choléra. La matière septique n'attaque donc le tube digestif que parce qu'elle a été introduite dans l'estomac avec le boire ou le manger. J'ai prouvé qu'elle réside uniquement dans l'eau potable (126.)

§ III. DOCUMENTS ÉTABLISSANT QUE LE CHOLÉRA EST LE RÉSULTAT D'UN EMPOISONNEMENT PAR L'EAU POTABLE DEVENUE CORROMPUE.

Je cite :

143. — Extraits du mémoire du Dr Blanc :

« La transmission du choléra a lieu presque toujours au moyen de l'eau potable employée en boisson. »

« Méfiez-vous de l'eau dont vous vous servez comme boisson tant que le choléra règne dans la localité que vous habitez. »

« La prudence exige que l'on interdise l'usage de toute eau potable qui a communiqué le choléra. »

« Dans les Indes, les troupes sont entièrement exemptes du choléra lorsqu'elles ont une bonne eau potable exempte de toute souillure. »

« L'épidémie de choléra, qui sévit en Amérique durant l'année 1866, démontre également bien la *propagation* du choléra au moyen de l'eau potable : Le choléra apparut parmi les troupes en juillet, s'étendit à la Nouvelle-Orléans, et aux stations situées le long du Mississipi. »

144. — Je lis dans le *Nouveau Dictionnaire de Médecine et de Chirurgie pratiques*: « On cite des cas de *transmission* par des conduites d'eau se distribuant à tout un quartier, lequel aurait été seul atteint par le choléra. »

145. — D'après le compte-rendu de l'Académie des Sciences (juin 1875), le D\ Snow a reconnu que le choléra se *propageait* par les eaux de Londres.

146. — Remarquez l'expression de *transmission* employée dans le paragraphe (n° 144) et celles de *propagation* aux n°ˢ 143 et 145. Pourquoi ne pas dire empoisonnement par l'eau corrompue constituant le choléra ? A Paris, c'est toujours par des conduites d'eau que se propage le choléra, puisque c'est l'ingestion de l'eau corrompue qui donne cette maladie.

147. — Le D\ Snow attribue l'altération des eaux de la Tamise, dont la boisson donne le choléra, aux déjections cholériques qui y sont versées ; le D\ H. Blanc attribuait aussi l'action cholérigène des eaux du Mississipi à ces déjections. Comment les milliards de mètres cubes d'eau du Mississipi et de la Tamise pourraient-ils être infectés par les déjections de quelques malades ? Combien il est plus naturel d'expliquer la nature malfaisante des eaux de ces fleuves par la corruption générale résultant de l'entraînement de toutes les matières putréfiées de leurs immenses bassins à la suite de grandes pluies succédant à la sécheresse ! (151.) Cela permet, en outre, de comprendre la soudaineté de l'invasion du choléra par la soudaineté de la corruption des eaux. Les déjections des cholériques, à partir du premier atteint, ne pourraient infecter des masses d'eau si considérables que par propagation, c'est-à-dire avec une certaine lenteur ; elles ne pourraient remonter le courant des rivières.

148. — Le D\ Vacher, après avoir raconté de nombreux faits qui

montrent les effets pernicieux de l'eau corrompue, ajoute ces mots :
« Que conclure de ces faits ? Que l'eau de la Seine contaminée a pu
engendrer le choléra ? Assurément non ; mais elle a préparé le terrain
en provoquant ces dérangements intestinaux qui ne sont pas le choléra, mais en sont le prélude. »

COMMENTAIRE. — Qu'est-ce à dire ? Ne voit-on pas que ces dérangements intestinaux, en s'aggravant par l'usage quotidien de l'eau corrompue, ont commencé la déshydratation du sang (129 et 130), laquelle a été accomplie par des vomissements et des déjections alvines
très-abondantes, et a déterminé finalement la cyanose, surtout lorsqu'après une sécheresse prolongée, une forte pluie a augmenté considérablement la corruption de l'eau potable ? Le *Nouveau Dictionnaire
de Médecine et de Chirurgie pratiques* professe que la *diarrhée prémonitoire est le début du choléra ;* donc, le choléra, dont la diarrhée a
été le prélude ou le début, était dû, comme cette diarrhée, à l'eau potable.

149. — L'expérience suivante, que j'ai faite moi-même, est une
preuve éclatante que la diarrhée prémonitoire est le résultat de l'ingestion d'eau corrompue, et qu'elle est le premier degré du choléra :

En 1865, j'étais Directeur du bureau télégraphique de l'Hôtel-de-
Ville à Paris. Pendant le choléra, je bus deux fois, pour essai, à
quelques jours d'intervalle, un verre d'eau filtrée de la fontaine du
bureau, qui provenait des pompes de Chaillot : à chaque fois, j'eus
la diarrhée. Que me fallait-il pour être pris du choléra ? Simplement
faire un usage quotidien de cette eau ; mais je m'en abstenais parce
que je la regardais comme la cause de cette maladie.

C'est la même eau des pompes de Chaillot dont faisait usage M. Se-
gaud, secrétaire-général de la Préfecture, ainsi que sa mère. J'ai la
conviction que l'un et l'autre ne sont morts du choléra que par la
boisson quotidienne de cette eau.

Le personnel de mon bureau l'employait pour le café, mais elle devenait inoffensive par l'ébullition.

150. — « Jameson, dans son rapport sur le choléra-morbus de
l'Inde, nous apprend que les indigènes se servent comme remède préventif d'eau bouillie, et il cite un riche propriétaire de Calcutta, qui
avait un grand nombre d'esclaves à son service, et qui dans les épidémies les plus meurtrières de choléra, n'avait pas perdu un seul de ses
serviteurs, grâce à la précaution qu'il prenait de ne leur laisser boire
que de l'eau bouillie. » (Dr Vacher.)

COMMENTAIRE. — Il est clair que si l'eau bouillie préservait du choléra, elle préservait aussi de son début qui est la diarrhée, et que
diarrhée et choléra n'étaient dans les Indes que le résultat de l'inges-

tion d'eau corrompue, qu'on pouvait purifier et rendre inoffensive par l'ébullition. Si l'on se préservait du choléra dans les Indes en faisant bouillir l'eau potable, n'est-il pas évident qu'on s'en préservera aussi en France et partout ailleurs avec la même précaution ? Dans ce cas que devient l'hypothèse de la contagion et du miasme ?

§ IV. — *(A)* LE CHOLÉRA SE DÉCLARE DANS UN PAYS APRÈS UNE PLUIE D'ORAGE QUI A ENTRAÎNÉ DANS LES RIVIÈRES LES MATIÈRES ORGANIQUES ACCUMULÉES PENDANT UNE LONGUE SÉCHERESSE, ET AUGMENTÉ CONSIDÉRABLEMENT LA CORRUPTION DES EAUX POTABLES ; SA RECRUDESCENCE EST DÉTERMINÉE DE LA MÊME MANIÈRE ; SON EXTINCTION EST LE RÉSULTAT DE PLUIES ULTÉRIEURES QUI ASSAINISSENT LES RIVIÈRES. — *(B)* ÉTAT QUOTIDIEN DU CHOLÉRA A PARIS, EN 1832, EN 1849 ET EN 1865.

(A) LE CHOLÉRA SE DÉCLARE DANS UN PAYS APRÈS UNE PLUIE, etc.

131. — Tant que la sécheresse d'une rivière n'éprouve pas d'intermittence par l'arrivée de quelques pluies, les eaux de cette rivière restent à peu près limpides ; elles se chargent seulement de la substance de quelques plantes, ou des déjections des usines ou des égoûts, qui en altèrent la qualité. Dans cet état, ces eaux, prises en boisson, peuvent donner la diarrhée ou la fièvre intermittente, ou quelques maladies moins graves que le choléra dont il sera parlé plus loin. Mais surviennent tout à coup des pluies qui entraînent les immondices de la surface de la terre accumulées pendant une sécheresse trop prolongée, soulèvent les vases nauséabondes qui tapissent le fond des ruisseaux, font déverser les mares, et les mêlent aux eaux basses des rivières. Aussitôt, les eaux potables, tirées de ces rivières et des puits qui communiquent avec elles par des terrains perméables, deviennent infectes et empoisonnent ceux qui en font usage. *C'est alors que le choléra rentre en scène.*

Si les premières pluies n'ont pas été assez abondantes pour entraîner la majeure partie des matières organiques putréfiées répandues sur le sol, d'autres pluies amènent ce résultat, les eaux deviennent plus corrompues, et les cas de choléra augmentent en proportion. Mais les pluies suivantes ne trouvent plus à entraîner autant de ces matières ; et comme celles-ci s'écoulent avec le courant du fleuve vers la mer, les eaux deviennent de moins en moins corrompues, et la mortalité diminue en conséquence.

C'est ainsi que s'expliquent l'apparition du choléra, sa croissance, sa diminution momentanée, sa recrudescence et son extinction.

J'apporte des témoignages nombreux et décisifs :

152. — Le Dr Ambr. Tardieu : « Le 14 septembre 1831, le fléau se déclare subitement à Vienne (Autriche) à la suite d'une pluie d'orage. »

153. — Aug. Favre et Fortuné Chailan : « Le 9 juin 1831, des pluies très-fortes dans la région de La Mecque sont suivies d'une mortalité considérable parmi les pèlerins. »

154. — L'escadre de l'amiral Bruat, en 1854, devant Baltchich, est prise du choléra le 9 août, après un violent orage.

155. — Journal *Le Toulonnais* : « La ville de Soliès-Pont (Var), en 1865, a été envahie par le choléra à la suite d'une grande pluie d'orage dans les montagnes environnantes. »

Considérez que la pluie n'a pas eu lieu à Soliès-Pont même, mais dans les environs ; cela a suffi pour infecter à travers des terrains perméables, les eaux potables de cette petite ville, si propre, si coquette.

156. — Le même journal : Toulon, 14 août 1865 : « Tonnerre, pluie diluvienne, furieuses bourrasques, rues transformées en véritables torrents. »

D'après des documents officiels, le choléra a fait son apparition à Toulon le 26 août 1865. Comme cette maladie est ordinairement précédée de 8 à 10 jours de diarrhée prémonitoire, surtout quand l'épidémie est encore bénigne (ce qui pour moi veut dire que l'eau est encore peu corrompue), on conviendra que c'est la pluie diluvienne du 14 août qui a déterminé l'épidémie en infectant les eaux potables.

157. — Dr Vacher : « A Marseille, il y eut, le 14 août 1865, un violent orage après lequel la mortalité cholérique prit une brusque augmentation. »

COMMENTAIRE. — Voici ce qu'on lit dans *Le Salut public de Lyon*, à la date du 20 septembre 1865, au sujet du choléra de Marseille : « Tout contribue malheureusement à développer le mal. C'est en premier lieu la chaleur bien supérieure à celle à laquelle on est habitué à cette époque de l'année, c'est en second lieu le manque d'eau. Les eaux de la Durance, que les Marseillais ont fait venir à tant de frais, sont aujourd'hui tellement sales et limoneuses qu'il est impossible de les employer à aucun usage à moins de les filtrer ; c'est littéralement de la boue qui coule des fontaines publiques. » »

Cette eau après avoir été filtrée ne vaut guère mieux, parce que les filtres ne retiennent ni les algues microscopiques, ni les infusoires, ni les germes de M. Pasteur, ni les matières dissoutes. Les eaux distribuées aux Marseillais étaient donc corrompues ; elles durent les empoisonner, leur donner le choléra.

158. — Rapprochez les apparitions du choléra à Toulon et à Marseille : c'est évidemment la même cause occasionnelle, la pluie d'orage du 14 août. Eh bien! je vous le dis : vous trouverez de savants contagionnistes qui vous raconteront l'histoire d'un navire qui aura porté le choléra de Toulon à Marseille ou de Marseille à Toulon!

159. — Le Dr H. Blanc : « Dans la nuit du 11 au 12 avril 1867 une pluie tropicale mouille jusqu'aux os les trois millions de pèlerins réunis à Hudwar, sur les bords du Gange. Cette pluie dût entraîner des matières excrémentielles des latrines et de la surface du sol, et les mêler aux eaux du Gange. Les pèlerins se mirent dans l'eau du fleuve. Ils se plongent trois fois entièrement et boivent de l'eau sacrée tout en récitant leurs prières. En se dispersant pour retourner chez eux, ils semèrent les routes de cadavres. »

Ils furent évidemment empoisonnés par cette eau corrompue.

160. — M. Charles Léger, rédacteur en chef du *Commercial*, numéro du 16 novembre 1865 : « On le voit, ce sont les pluies diluviennes de ces derniers temps qui ont créé, qui développent la maladie actuelle. »

161. — Le Dr Thomas-Longueville : « Le choléra éclate en Amérique de la manière la plus subite. »

Cette soudaineté s'explique comme celle de Vienne, dont parle le professeur Tardieu : elle est le résultat d'une forte pluie d'orage qui infecte les eaux des rivières et des puits.

162. — Le Dr Rézard de Wouves : « Le choléra a pris un développement rapide aussitôt après le violent orage qui a éclaté sur Paris le 16 juillet 1866. »

163. — Le même : « Un fait à remarquer c'est que les localités riveraines, situées au-dessous d'une ville dans laquelle l'épidémie a sévi, ainsi que les endroits du littoral correspondant à l'embouchure du fleuve, sont également frappées, mais postérieurement, alors que des pluies, ou une crue des eaux étant survenues, ont entraîné tous les détritus décomposés déposés sur les bords ; c'est ce que nous voyons après chaque épidémie. »

164. — Le Dr H. Blanc : « Aux Indes, c'est durant l'époque des plus fortes chaleurs, des orages violents, et quand l'eau potable est descendue à son minimum, que le choléra sévit avec le plus de violence et d'intensité. »

Commentaire. — Quand l'eau potable est descendue à son minimum, c'est alors qu'elle est le plus corrompue (15).

165. Le Dr Armieux : « Le 8 octobre, à Toulouse, une crise météorologique se déclare; le vent passe au sud-ouest. Un grand orage éclate. L'épidémie prend dès lors une grande énergie. Les cas sont nombreux, les décès rapides. Toute la ville est envahie et frappée. Du 29 septembre au 8 octobre, il n'y avait eu que 10 à 12 cas par jour. Le 9, il y en a 35 ; le 10, 108 cas; le 11, 80 cas ; le 12, 74 cas ; le 13, 28 cas ; le 14, 31 cas ; le 15, 22 cas ; le 17, 14 cas ; le 18, 28 cas. » (Voir note II.)

166. — L'augmentation brusque du nombre des cholériques à la suite d'une pluie d'orage qui a infecté les eaux potables, et sa diminution lente, s'étaient présentées à Vienne (Autriche), en 1831, dans les mêmes circonstances. Nous avons vu (152) que d'après le professeur M. Ambroise Tardieu, le choléra s'y était déclaré subitement après la pluie d'orage du 14 septembre. M. Littré donne les chiffres suivants : « Le 13 septembre, 5 cas ; le 14, 41 cas ; le 15, 139 cas ; le 16, 127 cas ; le 17, 111 cas ; le 18, 130 cas; le 19, 117 cas; le 20, 99 cas; le 21, 76 cas; le 22, 60 cas. »

167. — Le Dr Thomas-Longueville : « J'affirme avoir généralement remarqué, dans les épidémies auxquelles j'ai assisté, que le nombre des cas augmentait en temps d'orage. » « C'est surtout pendant ma mission dans la Haute-Marne, en 1854, que j'ai eu occasion de faire cette remarque à plusieurs reprises. Au mois d'août les orages y furent fréquents. Eh bien ! à chaque fois qu'il tonnait, les cas de choléra augmentaient en nombre et en gravité, au point que dès que j'entendais gronder l'orage, j'annonçais, avec certitude, une recrudescence au moins momentanée de l'épidémie. »

COMMENTAIRE. — A chaque orage, c'est-à-dire à chaque nouvelle pluie d'orage, les matières putréfiées, entraînées corrompaient les rivières et les puits, et les eaux potables devenaient plus pernicieuses. Dans les intervalles entre deux pluies, les eaux devenaient moins infectes et les cas diminuaient. — Avouez que la contagion n'a rien à faire ici.

168. — Je trouve dans le mémoire du Dr Vacher : *Maladies populaires en 1866,* de nombreux faits du même genre. Je copie : « C'est le 17 juillet 1866 et les jours suivants que le choléra éclata tout à coup épidémiquement à Paris, à la suite de l'orage du 15 au 16. »

169. — « C'est à partir du même jour que les cas de choléra sporadique, qu'on observait à Londres et à Bruxelles se multiplient rapidement. Le développement simultané de l'épidémie dans ces trois villes séparées par des distances relativement considérables, semble accuser une influence commune et se lier aux perturbations atmosphériques signalées à ce moment par le *Bulletin météorologique international.* »

COMMENTAIRE. — Le développement simultané de l'épidémie dans les trois villes de Paris, de Londres et de Bruxelles, s'explique tout naturellement par l'ingestion d'eau corompue. La pluie d'orage du 15 au 16, survenant au milieu de la sécheresse, a entraîné les eaux des mares et corrompu les rivières ; les eaux potables de ces trois villes ont été contaminées en même temps : d'où la simultanéité de l'empoisonnement choléra.

170. — Extrait du *Rapport de la Conférence sanitaire sur le choléra de La Mecque :* « Ce n'a été que trois semaines après les cérémonies, et après le départ du gros des pèlerins, que le choléra s'est montré parmi les retardataires et dans la caravane de Médine, à la suite de circonstances qui ne sont pas bien connues. La maladie a éclaté presque simultanément à Djeddah, à La Mecque et dans la caravane de Médine. »

Commentaire. — Les circonstances qui ne sont pas bien connues de la Conférence sanitaire, votre serviteur les connaît par analogie : il y avait eu, sans doute, des pluies d'orage presque simultanément dans ces trois localités, comme le Dr Vacher vient de le dire des trois villes de Paris, de Londres et de Bruxelles : l'eau potable était devenue corrompue à la fois dans les trois localités de Médine, de Djeddah et La Mecque ; elle les avait empoisonnées en même temps.

171. — Je rends la parole au Dr Vacher :

« A la Basse-Terre (Guadeloupe) le nombre de décès cholériques, qui variait de 3 à 6 par jour, du 12 au 16 novembre 1865, s'éleva, après le terrible ouragan du 18, à 32, puis à 61, puis à 107 par jour, pour une population de dix mille habitants, dont les deux tiers avaient pris la fuite. »

Commentaire. — C'est la répétition abrégée du récit du Dr Armieux, sauf qu'à la Guadeloupe le choléra a été beaucoup plus violent.

172. — Encore le Dr Vacher : « A Brest, on observe un fait analogue : « Cette ville, » dit le Dr Caradec, « est assaillie le 10 janvier » par un ouragan annoncé par une dépression du baromètre qui » descend à 712^{mm}, baisse qu'on n'avait plus observée même en » France. Aussitôt, on voit éclater l'épidémie ; le nombre des cas était » de 3 depuis le commencement ; le 16, il y en a 70. »

Commentaire. — La pluie d'orage a eu lieu le 10, et l'apogée de l'épidémie le 16 ; juste le temps nécessaire pour que les eaux potables devenues corrompues aient pu être distribuées aux habitants et affecter leurs voies digestives.

173. — Dr Vacher : « A Amiens, après l'orage qui éclate le 28 et le 29 mai sur la Manche et dans le nord de la France, la mortalité cholérique s'éleva aussi très-rapidement.

174. — Remarque importante. — Dans la plupart des récits ci-

dessus, leurs auteurs ne parlent que d'orage ou d'ouragan, et ne prononcent pas le nom de pluie. La raison en est qu'étant contagionistes,
ils ne visent que l'électricité ou le vent comme cause du choléra, et
non l'eau qui en est pourtant la seule cause.

175. — Maintenant, je vais rapporter l'histoire quotidienne du
choléra à Paris en 1832, en 1849 et en 1865. On y verra une relation
constante entre le degré de corruption de l'eau potable, et les cas de
choléra ; on y trouvera une explication satisfaisante des diminutions,
des recrudescences et de l'extinction de l'épidémie.

(B) ÉTAT QUOTIDIEN DU CHOLÉRA A PARIS EN 1832.

*État quotidien de la hauteur de pluie, du niveau de la Seine, du
chiffre de la mortalité par choléra, et du chiffre des admissions des
cholériques dans les hôpitaux, à Paris, pendant l'épidémie de 1832.*

TABLEAU I.

Date	JANVIER		FÉVRIER		MARS				AVRIL			
	Hauteur de pluie	Cote de la Seine	Hauteur de pluie	Cote de la Seine	Hauteur de pluie	Cote de la Seine	Cas ou décès cholériques	Chiffre des admissions	Hauteur de pluie	Cote de la Seine	Décès	Chiffre des admissions
	millim.	mètres	millim.	mètres	millim.	mètres			millim.	mètres		
1		1.50	3.6	1.90		1.00			1.5	1.04		143
2		1.45		1.80		1.00				0.95	100	199
3		1.40		1.75	0.3	0.95				0.95	200	242
4		1.38		1.80		0.98				0.95		327
5		1.28	3.0	1.78		0.95				0.80	300	409
6		1.30		1.74	7.0	0.90				0.82	(va en	521
7		1.20		1.70	9.4	0.88				0.78	crois-	574
8	2.6	1.18		1.60		1.00				0.75	sant)	603
9	11.4	1.20		1.50		1.05				0.70	814	543
10	1.0	1.35		1.45		1.00				0.68	(va en	480
11	10.0	1.55		1.50		0.99				0.65	dimi-	481
12	1.6	2.05	0.9	1.55		0.98				0.63	nuant)	461
13	4.1	2.50		1.45		0.98				0.60	755	375
14		2.87		1.40	4.0	0.90				0.58	651	353
15		2.88		1.35	0.8	0.86				0.56	(va en	297
16		2.90		1.28		0.82				0.53	dimi-	332
17		2.75		1.25	3.8	0.90				0.50	nuant)	291
18		2.30		1.20	4.0	1.00			4.3	0.48		280
19		2.30		1.28		1.10				0.45		244
20		2.25		1.16	1.9	1.10			2.0	0.50		246
21		2.05		1.15		1.11				0.55		207
22		2.00		1.12		1.25				0.50		183
23		2.00		1.08		1.28				0.43		195
24		1.75		1.05	1.0	1.40				0.40		179
25	3.3	1.75	0.6	1.03		1.40			0.4	0.35		183
26		1.70		1.00		1.55				0.32		175
27	1.5	1.75		1.24		1.40	4 cas	1	0.3	0.30		127
28		1.70		1.25		1.32	6 cas	3		0.30		115
29		1.75		1.25		1.30	322 cas	13		0.36		86
30		1.80				1.28		34	20.0	0.38	114	90
31		1.80				1.17		62				
							(du 26 au 31 mars 86 décès)	90				
Total:	35.5	Total:	8.1	Total:	32.2			Total:	28.5		

1832

	MAI				JUIN			JUILLET			AOUT	
Date	Hauteur de pluie	Cote de la Seine	Décès	Chiffre des admissions	Hauteur de pluie	Cote de la Seine	Décès	Hauteur de pluie	Cote de la Seine	Décès	Hauteur de pluie	Cote de la Seine
	millim.	mètres			millim.	mètres		millim.	mètres		mill.	mètres
1	7.5	0.40		95	4.5	0.65			0.60		2.4	0.05
2	6.0	0.50		99		0.72			0.65		2.1	0.06
3	2.8	0.55		92	2.0	0.65			0.55			0.12
4	2.6	0.60		84		0.58			0.58			0.08
5		0.60	Du 17 mai au 17 juin il y a de 15 à 20 décés par jour	57	2.1	1.40	Du 17 mai au 17 juin il y a de 15 à 20 décés par jour — De fin juin aux premiers jours de juillet, il y a de 30 à 45 décès par jour		0.52	Vers la fin de juillet, il n'y a plus que de 25 à 30 décès par jour		0.05
6		0.62		51	2.7	1.60			0.42		2.5	0.02
7		0.60		63		1.90		1.4	0.43			0.00
8		0.58		59		1.88			0.40			0.02
9		0.56		50		1.80			0.38	71		0.02
10		0.66		59		1.60			0.31			0.00
11		0.65		37		1.50			0.38			0.00
12		0.63		39	25.0	1.55		0.4	0.30			0.02
13	1.9	0.62		35	5.0	1.80			0.30	88	1.3	0.02
14		0.60		50	5.9	1.75			0.30	107		0.02
15		0.60		44	0.0	1.70			0.27	128	5.5	0.01
16	6.0	0.58		42		1.55			0.21	170		0.02
17		0.65		29	0.3	1.45			0.20			0.02
18	3.0	0.70		30		1.35			0.24	225		0.02
19		0.70		34		1.15			0.18	130	1.6	0.02
20		0.68		15	14.5	1.00			0.13			0.00
21	31.5	0.65		31		0.85			0.20			0.00
22		0.68		17	16.0	1.00			0.11			0.01
23		0.80		17	1.0	1.05			0.10			−0.03
24		0.78		30		0.98			0.16			−0.02
25		0.75		26		0.90			0.10		1.7	0.00
26		0.72		27		0.80			0.08		8.0	0.00
27		0.70		(Ici se		0.78			0.10			0.00
28		0.68		termine		0.75			0.15		6.0	0.00
29		0.60		le mé.		0.70			0.09			0.08
30		0.62		du		0.65			0.09			−0.03
31	18.0	0.60		dr Foy					0.40		7.0	−0.03
Total :	51.3				79.0		Total :	1.8		Total :	38.2	

176. — J'ai mis en regard pour chaque jour :

1º Le niveau de la Seine à l'étiage du pont de la Tournelle, que j'ai relevé chez M. l'Inspecteur général de la navigation, depuis le 1er janvier 1832 jusqu'au 31 août ;

2º La hauteur de pluie d'après les registres de l'Observatoire, pour le même intervalle de temps ;

3º Le chiffre de la mortalité par choléra, d'après le Dr Verdé de l'Isle, pendant les épidémies d'avril et de juillet ;

4º Le nombre des cholériques admis dans les hôpitaux, d'après le Dr Foy, depuis le 26 mars jusqu'au 26 mai seulement (le mémoire de ce médecin ayant été terminé avant la recrudescence de juillet). On reconnaîtra dans ce travail la relation de cause à effet entre le degré de corruption de l'eau potable et l'intensité de l'épidémie.

177. — *Légende explicative du Tableau I.*

La hauteur de pluie du mois de janvier 1832 est de 35mm5, dont 30mm7 jusqu'au 13 exclusivement ; il n'y a plus que 4mm8 de pluie du

13 au 31. En février, il y a 8^{mm}1 de pluie, dont 6^{mm}6 jusqu'au 11 ; 0^{mm}9 le 12 ; et 0^{mm}6 le 25. Du 12 février au 5 mars inclusivement, il n'y a que 0^{mm}9 de pluie. La sécheresse a donc été exceptionnelle du 13 janvier au 5 mars. Le niveau de la Seine, qui était de 1^{m}55 au-dessus de l'étiage le 12 février, s'abaisse jusqu'au 7 mars, où il est de 0^{m}88 ; et ne remonte à la même cote que le 26 mars, jour de l'entrée en scène du choléra. Cette légère crue est dûe aux pluies qui ont eu lieu du 14 au 24 mars.

Ces pluies ont entraîné dans la rivière les matières putréfiées du sol et des mares et l'ont infectée. Les eaux de cette rivière prises en boisson ont produit l'empoisonnement choléra, et le chiffre des décès dans toute la ville est allé en croissant jusqu'au 9 avril où il a été de 814 ; de même que le chiffre des admissions dans les hôpitaux a été aussi progressif jusqu'au 8 avril, où il a été de 613.

Depuis le 26 mars, le niveau de la Seine s'abaisse jusqu'au 27 avril où la cote n'est plus que de 0^{m}30. A partir du 9 avril, la mortalité va en diminuant : le 9, elle était de 814 ; le 13, elle n'est plus que de 755 et le 14 de 651. La diminution continue jusqu'au 29 avril où le chiffre des admissions n'est plus que de 86. Cet amoindrissement de l'épidémie s'explique par l'absence de la pluie qui n'apporte plus de nouvelles impuretés dans la rivière. Il n'y a eu, en effet, que 8^{mm}5 de pluie en avril jusqu'au 29 inclusivement. Mais le 30 avril, il y en a 20 millimètres. Cette grande quantité d'eau soulève les vases nauséabondes, fait déverser les mares, et, la rivière en étant infectée, il y a une recrudescence d'empoisonnement : le 29 avril, le chiffre des admissions dans les hôpitaux était de 86 ; le 30, il est de 90 ; le 1er mai de 95 ; le 2 mai de 99. Il diminue ensuite parce que les pluies suivantes, des 1er, 2, 3 et 4 mai, trouvent moins de matières putréfiées et que les eaux de la rivière deviennent moins corrompues.

Les autres pluies du mois de mai, dont la totalité est de 51^{mm}3 et celles de juin de 79^{mm}, ont eu pour résultat d'assainir encore plus la rivière. Du 17 mai au 17 juin, la mortalité n'est plus que de 15 à 20 par jour.

Mais à partir du 23 juin, une sécheresse impitoyable reparaît jusqu'au 1er août : dans cet intervalle, il ne tombe que 1^{mm}8 d'eau en juillet. Le niveau de la Seine s'abaisse jusqu'au 23 août, où il atteint la cote de — 0^{m}03 (au-dessous de l'étiage).

Le registre de l'Observatoire mentionne, cependant, à la date du 12 juillet, un grand orage qui n'a donné que 0^{mm}4 de pluie à Paris même. Une pluie assez forte a dû avoir lieu dans une région du bassin de la Seine en amont de la capitale. C'est ce qui explique la recrudescence cholérique qui se manifeste à partir du 13 : le 9 juillet, il y avait 71 décès ; le 13, il y en a 88 ; le 14, 107 ; le 15, 128 ; le 16, 170 ; le 18, 225. Ce dernier chiffre est l'apogée de la recrudescence. Le lendemain, 19, il n'y a plus que 130 décès, et le nombre, diminuant constamment, n'est plus que de 25 à 30 par jour, vers la fin du mois.

Ici, j'engage le lecteur à rapprocher les chiffres de la mortalité progressive du choléra du 26 mars au 9 avril 1832 ; ceux de la première recrudescence du 29 avril au 2 mai, et ceux de la seconde recrudescence du 9 au 18 juillet, des chiffres progressifs cités dans les numéros 165, 166, 171, 172 et 173. Il reconnaîtra que toutes ces mortalités progressives, que toutes ces recrudescences ont eu lieu à la suite de pluies qui infectaient les eaux potables.

ÉTAT QUOTIDIEN DU CHOLÉRA A L'HOSPICE DE LA SALPÊTRIÈRE A PARIS, EN 1849, PENDANT LA PREMIÈRE PARTIE DE L'ÉPIDÉMIE.

État quotidien de la hauteur de pluie, du niveau de la Seine, des cas de choléra et des décès cholériques, à la Salpêtrière, à Paris, pendant la première partie de l'épidémie de 1849.

TABLEAU II.

Date	JANVIER Hauteur de pluie	JANVIER Cote de la Seine	FÉVRIER Hauteur de pluie	FÉVRIER Cote de la Seine	MARS Hauteur de pluie	MARS Cote de la Seine	MARS Cas de choléra	AVRIL Hauteur de pluie	AVRIL Cote de la Seine	AVRIL Cas ou décès
	millim.	mètres	millim.	mètres	millim.	mètres		millim.	mètres	
1		1.25		2.40		1.70			1.00	(va en
2		1.30		2.35		1.85			0.95	croissant
3		1.30	1.45	2.30		1.90			0.90	55 ad. 46 m.
4		1.20		2.20		1.85			1.00	
5		1.10		2.00		1.75			1.00	
6		1.10		1.95		1.70			1.00	
7		1.10		1.90		1.65			0.95	
8		1.10		1.85		1.85			0.80	
9		1.10		1.80		1.55		7.69	0.80	(la
10	22.0	1.15		1.75		1.60			0.85	maladie
11		1.25		1.65		1.65			1.00	perd
12		1.50		1.60		1.65			1.00	de sa
13		2.35		1.50		1.70			1.10	violence)
14		2.80		1.45	4.96	1.65	1 cas		1.30	
15		3.00		1.40		1.65			1.30	
16		3.60		1.40		1.50			1.35	
17		4.00		1.37		1.50			1.30	
18		4.15		1.35		1.50			1.40	diminution
19		4.20	0.45	1.30		1.40	1 cas		1.30	notable
20		4.20		1.25		1.35	10 cas		1.30	
21		4.20	5.60	1.30		1.30	(va en crois-	11.05	1.40	
22		4.15	3.15	1.35		1.25	sant)		1.40	(à
23		4.00		1.40		1.20			1.40	partir
24		3.70		1.45		1.15			1.30	du 25
25	20.4	3.40		1.55		1.20			1.50	il n'y a
26		3.10		1.60		1.10	diminue		1.35	plus que
27		2.85		1.65		1.05			1.10	quelques
28		2.50		1.70		1.10			1.40	victimes
29		2.50				1.00			1.40	isolées)
30		2.55				0.95		17.75	1.35	
31	11.8	2.56			13.10	1.05				
Total :	54.2		Total :	10.65	Total :	18.06				

178. — M. le Dr Barth a écrit ce qui suit :

« Le 14 mars 1849, un premier cas de choléra asiatique bien tranché annonça l'invasion de la maladie. Ce fait fut le seul pendant quelques jours, et il ne fut suivi d'un second exemple que dans la journée du 19.

» Dès le lendemain, dix nouveaux cas se déclarèrent dans l'établissement, et jusqu'au 25, le chiffre des atteintes allait en croissant, et, après une légère diminution, le mal grandit et acquit, le 3 avril, son summum d'intensité : 55 admissions, 46 morts.

» Le 10 avril, la maladie perdit de sa violence, et après quelques oscillations, il y eut, le 18, une diminution notable dans le nombre des atteintes, en même temps que les cas devenaient moins graves. A partir du 25 avril, le fléau ne faisait que quelques victimes isolées. »

179. — *Légende explicative du Tableau II.*

En janvier, il y a 48^{mm}2 de pluie ; en février, 10^{mm}65 seulement ; en mars, 24^{mm}9. Cela constitue une assez grande sécheresse. Le niveau de la Seine s'abaisse à partir du 21 janvier, où la cote est de 4^{m}20 jusqu'au 20 février où elle est de 1^{m}25. Il se relève ensuite légèrement par l'effet des pluies médiocres des 21 et 22 février et 1er mars, qui sont de 5^{mm}6 ; de 3^{mm}15 et de 12^{mm}7 ; et atteint 1^{m}90 le 3 mars. Du 2 au 30 mars, il n'y a que 4^{mm}96 de pluie le 14. Le niveau de la Seine s'abaisse en conséquence jusqu'au 30 mars où il est de 0^{m}95. Par l'effet de cette sécheresse, l'eau du fleuve s'altère, et comme la pluie légère du 14 entraîne une certaine quantité de matières putréfiées, elle accroît la corruption de l'eau potable, et le choléra apparaît.

Un premier cas se déclare le 14, un second le 19 ; le lendemain, il y a 10 cas, et le chiffre des atteintes va en croissant jusqu'au 25 mars. Mais les premières matières putréfiées se sont écoulées loin de Paris, et l'absence de pluie rend l'eau moins bourbeuse : la maladie diminue jusqu'au 31 mars.

Ce jour-là, il y a une hauteur de pluie de 13^{mm}10. La grande masse des matières putréfiées est entraînée dans la rivière. Aussitôt, le Dr Barth constate une recrudescence qui atteint son summum d'intensité le 3 avril. Ensuite, cette masse de matières putréfiées s'écoule avec le courant du fleuve, et la maladie s'affaiblit. Le 9 avril, il y a 7^{mm}69 de pluie et comme les matières putréfiées des mares ont déjà été entraînées par la pluie précédente, la maladie perd de sa violence.

Le 14 avril, il y a 17^{mm}80 de pluie ; ce qui assainit encore plus la rivière, et M. Barth constate qu'à partir du 25 avril, il n'y a plus que quelques victimes isolées. Le 30 avril, encore 14^{mm}75 de pluie, et le

1er mai, 14mm10. C'est un nouveau grand lavage qui supprime à peu près l'épidémie.

J'insiste sur ces mots de M. Barth : « A partir du 18 avril, il y a une diminution notable dans le nombre des atteintes, en même temps que les cas deviennent moins graves. » Il n'en pouvait être autrement : l'eau potable étant devenue moins corrompue, empoisonnait moins de monde, et faisait moins de mal à ceux qu'elle empoisonnait. Est-ce logique ?

Remarquez qu'ici, comme dans toutes les histoires de choléra, le maximum d'intensité de cette maladie se montre toujours après la première pluie un peu forte qui succède à la sécheresse (151).

ÉTAT QUOTIDIEN DU CHOLÉRA A PARIS EN 1865.

État quotidien de la mortalité générale, du niveau de la Seine et de la hauteur de pluie, pendant le choléra de 1865, à Paris.

TABLEAU III.

Jours du mois	Cotes de la Seine à l'échelle du Pont-Royal	Hauteur de pluie	Mortalité générale	Jours du mois	Cotes de la Seine à l'échelle du Pont-Royal	Hauteur de pluie	Mortalité générale
Septembre	mètres	millimèt.			mètres	millimèt.	
15	0.00	0	111	17	— 0.52	1.03	365
16	— 0.20	0	128	18	— 0.30	2.27	331
17	— 0.10	0	124	19	+ 0.15	5.84	365
18	+ 0.10	0	147	20	— 0.30	2.21	376
19	— 0.22	0	114	21	— 0.15	0.00	383
20	— 0.30	0	113	22	— 0.15	16.07	360
21	— 0.30	0	120	23	— 0.35	0.49	267
22	— 0.22	0	102	24	— 0.40	0.33	315
23	— 0.10	0	104	25	+ 0.40	1.69	291
24	— 0.25	0	121	26	— 0.10	0.56	273
25	— 0.25	0	130	27	— 0.20	18.30	245
26	— 0.25	0	124	28	— 0.05	1.08	233
27	— 0.40	0	126	29	+ 0.10	2.04	246
28	— 0.05	0	126	30	— 0.25	1.08	243
29	— 0.05	0	137	31	— 0.25	1.04	218
30	— 0.72	0	159	Novembre			
Octobre				1	+ 0.35	12.00	223
1	+ 0.39	0	145	2	— 0.01	0.00	217
2	— 0.30	0	170	3	— 0.01	0.00	175
3	— 0.35	0	219	4	+ 0.50	0.15	218
4	— 0.00	0	230	5	+ 0.30	0.00	194
5	— 0.05	0	176	6	+ 0.30	0.08	201
6	— 0.30	0	232	7	+ 0.40	0.05	182
7	— 0.15	0	249	8	+ 0.38	2.66	189
8	— 0.25	0	284	9	+ 0.20	25.05	174
9	— 0.40	0	322	10	+ 0.10	3.09	160
10	— 0.45	5.46	302	11	+ 0.70	0.00	159
11	— 0.05	0.00	330	12	+ 0.25	0.00	150
12	— 0.15	0.51	312	13	+ 0.10	0.09	155
13	— 0.35	1.50	341	14	+ 0.35	0.00	160
14	— 0.32	1.56	391	15	+ 0.50	0.00	161
15	— 0.35	0.00	369	16	+ 0.20	1.16	175
16	— 0.45	0.08	368	17	+ 0.10	0.39	139

180. — J'emprunte le principal élément de cet état au tableau du
Dr Vacher, intitulé : *Observations météorologiques pendant le choléra*.
Ce tableau comprend 64 jours, du 15 septembre au 17 novembre. En
regard de chaque jour, M. Vacher a placé dans des colonnes distinctes
la mortalité générale, la pression barométrique, l'état hygrométrique,
la température de l'air, la température de l'eau de Seine, la direction
des vents, la hauteur de la pluie et l'ozone. Je ne conserve de ce tableau que le nombre de décès et la hauteur de pluie. J'y ai ajouté une
colonne indiquant le niveau de la Seine à l'échelle du Pont Royal, que
je dois à l'obligeance de M. Lemoine, Ingénieur des Ponts et Chaussées.

181. — *Légende explicative du Tableau III*.

Il n'y a pas eu de pluie à Paris depuis le 6 septembre jusqu'au 10 octobre. Le niveau de la Seine s'abaisse progressivement pendant tout le
mois de septembre, et le 30 de ce mois, il atteint — 0^m72 au-dessous
de l'étiage du Pont Royal.

Le 1er octobre, le niveau s'élève à $+ 0,39$: c'est donc une crue de
$0^m72 + 0,39 = 1^m11$.

Cette crue provient de pluies qui ont dû avoir lieu dans une partie
du bassin du fleuve éloignée de Paris, du côté de la source. Ce qui est
conforme à ce que j'établis (192 à 195) que les pluies de cette époque
avaient une marche générale de l'Est à l'Ouest ; elles devaient donc se
manifester d'abord dans une région plus à l'Est, en amont de Paris.
Cette hausse peut être dûe aussi en partie à une fermeture plus exacte
des barrages situés au-dessous de Paris. Dès lors les eaux sont infectées
pour plusieurs jours, d'autant plus que les matières putréfiées sont entraînées dans un fleuve contenant fort peu d'eau. La mortalité, qui
était, au 1er octobre, de 145, s'élève dès le lendemain à 170 puis successivement à 217, 230, 176, 232, 249, 284 et 322, et redescend à 302
le 10 octobre.

Ce jour-là les pluies arrivent dans la région de Paris, et il en tombe
$5^{mm}46$. L'eau devient très-corrompue. La mortalité qui était de 302 le
10, devient successivement de 330, de 312, de 341, et le 14 de 391 ; ce
dernier chiffre marque l'apogée de l'épidémie.

A partir du 15, la pluie est nulle ou très-faible ; l'eau du fleuve devient moins bourbeuse, moins infecte et les décès diminuent jusqu'au
18 inclusivement. Le 15, il y en a 369 ; le 16, 368 ; le 17, 365 ; le 18,
331. Pendant cette diminution de la mortalité, la Seine n'est pas
troublée, et son niveau s'abaisse progressivement jusqu'à — 0^m52.

Mais le 18, il y a une nouvelle pluie de $2^{mm}27$, et le 19 de $5^{mm}84$;
aussitôt il y a recrudescence : le 19, il y a 365 décès ; le 20, 376 ; le 21,
383. Le 22, il tombe $16^{mm}7$, et comme déjà les matières putréfiées ont

été entraînées par les pluies précédentes, cette nouvelle pluie abondante rend les eaux moins corrompues, et la mortalité va désormais en diminuant.

Du 22 octobre au 1er novembre, il pleut 11 jours consécutifs, parmi lesquels on remarque le 25, 18mm3, et le 1er novembre 12mm ; le total en millimètres est de 54mm41. Il en résulte un lavage de la rivière qui l'assainit peu à peu. Dès le 5 novembre, le niveau ne descend plus au-dessous de l'étiage. Le 9 novembre, il tombe 25mm5 ; c'est la plus forte pluie qui ait eu lieu ; c'est le coup de grâce du choléra. Le chiffre des décès diminue jusqu'au 17 novembre, où il n'est plus que de 139. Là se termine le tableau du Dr Vacher, et, par conséquent le mien.

La relation de cause à effet entre la hauteur de pluie et la corruption de l'eau, et, par suite, entre cette pluie et la mortalité, est établie d'une manière évidente pour tous.

181 *bis.* — Les états quotidiens que je viens d'établir pour les années 1831, 1849 et 1865, en ce qui concerne Paris, pourraient l'être pour toutes les villes qui ont été atteintes du choléra dans ces diverses périodes. Il est certain que, si l'on faisait des études analogues à Londres, à Bruxelles, à Berlin, à Varsovie, à Vienne, à Saint-Pétersbourg, à Constantinople, à Calcutta, on arriverait à des conclusions identiques.

182. — Digression. — En dehors du temps où sévit le choléra, la pluie qui succède à la sécheresse cause toujours des maladies plus ou moins graves. Voici, par exemple ce qui se passe en Cochinchine :

Dans ce pays, les maladies des intestins, de l'estomac, du foie, qui sont exclusivement dûes à la mauvaise qualité des eaux potables, attaquent à peu près tout le monde. Des troupes françaises, qu'on y envoie chaque année, il en revient à peine les deux tiers, et encore en quel état !

C'est dans la première quinzaine du retour des pluies que ces maladies sévissent avec le plus de violence. Ces pluies succèdent à une sécheresse extrême de plusieurs mois. Je le prouve par l'extrait suivant de l'*Annuaire de la Cochinchine Française de 1869* :

« Le mois de septembre est ordinairement le plus pluvieux de l'année. Le riz pousse avec vigueur. Les pluies diminuent en octobre. Elles cessent ordinairement en novembre.

— Décembre : déclin de la sève, les arbres commencent à perdre leurs feuilles ; la saison sèche est établie. Température la plus basse 19°. — Janvier et février : floraison ; pas de pluie. — Mars : la sécheresse devient très-grande ; la terre se dénude ; les herbes disparaissent ; les marais et les rizières se dessèchent. — Avril : la terre est dénudée. Les premières pluies commencent ordinairement à la fin de ce mois. »

Commentaire. — C'est alors que les eaux potables atteignent leur maximum de corruption, et que les maladies gastro-intestinales sont à leur apogée.

Les habitants de la Cochinchine se préserveront complétement en faisant bouillir l'eau avant de la boire.

182 *bis.* — J'ajoute un extrait du rapport de M. le Dr Briquet, à l'Académie de médecine à Paris, sur les épidémies de diphtérie de l'année 1875 :

« Les épidémies ont sévi le plus ordinairement dans les trois derniers mois de l'année 1875 *après des pluies abondantes,* ou après des vents d'Ouest, de Nord-Ouest et de Sud-Ouest, et une température basse. »

Voir les n°s 50, 57, 59, 72 et 74, où sont relatées des épidémies qui se sont montrées dans les mêmes circonstances hydrologiques.

§ V. Dans une même période de deux, trois ou quatre ans, le choléra apparait d'abord sur une première zone comprenant plusieurs pays qu'il envahit successivement d'Orient en Occident ; puis sur une deuxième zone d'une latitude différente, puis sur une troisième et même une quatrième.

183. — Si le choléra est le résultat d'un empoisonnement par l'eau potable devenue très-corrompue ; si l'eau n'atteint ce haut degré de corruption qu'à l'arrivée de pluies succédant à une grande sécheresse, l'épidémie ne se manifestera dans chaque pays qu'autant que l'absence prolongée de pluie y aura d'abord déterminé ladite sécheresse. C'est ce que je vais démontrer.

En formulant la loi ci-dessus de la marche du choléra d'Orient en Occident, bien loin de vouloir en conclure qu'il se communique d'un pays à un autre par infection ou par contagion, j'ai pour but de montrer que s'il suit cette marche générale, c'est parce que les deux causes principales de la corruption extraordinaire des eaux potables. grandes sécheresses et pluies consécutives, ont lieu successivement d'Orient en Occident, selon les diagrammes des pluies publiées par M. Marié-Davy, dans son livre *Mouvements de l'atmosphère.*

184. — La marche générale des vents de l'Est à l'Ouest est l'effet de l'action combinée de la chaleur solaire et de la rotation de la Terre. Les pluies sont transportées par les vents dans les différents pays successivement dans le même sens. On sait, en effet, que le maximum de pluie a lieu, à Calcutta, au mois de juin ; en Perse et en Arabie, au mois de juillet ; dans la Russie d'Asie, vers la fin de juillet ; dans la Russie d'Europe, au mois d'août ; en Prusse, fin août ; en Angleterre, au mois de septembre ; en France, vers la fin du même mois. C'est ce qui résulte des courbes de pluies de M. Marié-Davy.

Si par suite de grandes perturbations atmosphériques générales, les pluies n'ont pas lieu aux époques ordinaires dans chaque pays, et se trouvent retardées de quelques mois, ayant été transportées dans une autre latitude plus au Nord ou plus au Sud, il est évident que la sécheresse se manifestera d'abord à Calcutta, région qui sera restée le plus longtemps sans pluie ; ensuite, en Perse ou en Arabie ; puis en Russie ou en Égypte ; puis en Prusse ou en Autriche ; puis en Hollande et en Belgique ; puis en Angleterre et en France. La corruption extrême des eaux se manifestera dans le même sens dès le retour des pluies, et le choléra, qui est un empoisonnement par l'eau corrompue, apparaîtra aussi successivement dans les différents pays d'Orient en Occident, à des intervalles de temps marqués à peu près par les diagrammes de M. Marié-Davy.

La marche du choléra de l'Est à l'Ouest est plus accentuée dans les premières zones que dans les dernières, et plus dans l'extrême Orient que dans l'extrême Occident ; dans les régions occidentales de l'Europe et en Amérique, elle se dirige à peu près du Nord au Sud, ou du Sud au Nord. Cette différence provient de ce que, dans l'extrême Orient, les vents alisés se meuvent plus approximativement de l'Est à l'Ouest ; que les moussons s'écartent de cette direction, et les étésiens encore plus.

185. — L'apparition successive du choléra dans différents pays s'explique encore par la considération suivante : Chaque année, il y a, à peu près, sur toute la surface de la Terre, la même quantité d'eau évaporée par l'action de la chaleur solaire, et la même quantité d'eau retombée sous forme de pluie ou de neige. La sécheresse ne peut donc pas exister simultanément par toute la Terre ; lorsqu'elle se manifeste dans certaines régions, c'est que d'autres, plus ou moins éloignées, sont soumises à des pluies abondantes.

Ainsi, en 1865, tandis que la France était soumise à une grande sécheresse, il y avait inondation à la Nouvelle-Orléans.

Ainsi, encore, en 1877, la France a été éprouvée par de grandes inondations ; à Paris, le temps n'a pas cessé d'être pluvieux du mois d'août 1876 au mois de mai 1877, (moment où j'écris) ; l'Algérie a souffert d'une sécheresse prolongée à la même époque. (*Journal officiel* du 23 mai 1877.)

Les grandes sécheresses sont successives dans les diverses régions d'une même latitude, puis les grandes épidémies. Les grandes sécheresses et les grandes épidémies consécutives apparaissent plus tard dans d'autres latitudes : ainsi, par exemple, la sécheresse a eu lieu dans le bassin de la Seine en 1864 et 1865 et le choléra en 1865 et 1865 ; en Algérie, la sécheresse a eu lieu en 1866 et 1867, et le choléra en 1867. (D' Dukerlay, médecin-major, à Batna.)

Les considérations qui précèdent sont justifiées par le relevé suivant *de la marche du choléra pendant les quatre périodes principales de notre siècle.*

186. — *Période de 1829 à 1854* (Après les grands froids de 1828-29-30).

1re zone, 1829. — Le choléra apparaît successivement en Perse, dans la province du Caucase ; puis à Orembourg le 26 août 1829.

2º zone, 1830. — Il est en juillet et août à Astrakan et à Tiflis ; en août à Satarof ; puis à Nijninovogorok ; puis à Moscou, fin août ; en octobre à Sébastopol ; en novembre à Odessa ; en décembre en Bessarabie et Moldavie.

3e zone, 1831. — Du 12 mars à fin juin à Mascate, Jeddah et La Mecque ; en juillet et août au Caire et à Constantinople ; en juin, juillet, août et septembre, en Pologne ; puis en Prusse, puis en Hollande ; le 14 septembre à Vienne (Autriche.)

4e zone, 1832. — En Europe, du Nord au Sud ; janvier et février, Angleterre et Écosse ; de mars à septembre, en France.

En Amérique, du Nord au Sud, à la même latitude qu'en Europe : 9 juin, Québec ; 3 juillet, New-Yorck ; 22 juillet, le Michigan ; 1er août, Philadelphie ; novembre, Nouvelle-Orléans.

5e zone, 1833. — En Europe, fin juin, Espagne et Portugal. En Amérique, à peu près à la même latitude qu'en Europe : mai, Tampico ; août, Mexique.

6e zone, 1834. — De janvier à juin, peste à Alexandrie et à Constantinople ; juillet, août et septembre, choléra à Avignon et à Nîmes. 7e zone, 1834. — Octobre et novembre 1834, et janvier 1835 : Oran, (Afrique.)

187. — *Période de 1847 à 1849* (Grands froids de 1846-47).

1re zone, 1847. — 24 mai à Kislaw, à l'embouchure du Cerck ; 3 juillet, dans le Lazaredo d'Astrakhan ; de juillet à fin septembre, à Astrakhan ; dans les provinces du Don, en Arménie et en Crimée.

2º zone, 1848. — Successivement en Russie, Pologne, Prusse, Hongrie, Smyrne et Constantinople. Fin 1848, en Angleterre ; hiver de 1848-49, Belgique. En France : du 20 octobre au 31 décembre 1848, à Lille, Marchienne, Douai. En 1849 : janvier, à Fécamp et Valenciennes ; de mars à septembre, à Paris ; jusqu'à fin novembre en d'autres lieux de France.

188. — *Période de 1853 à 1855* (Grands froids de 1853).

1re zone, 1853. — Russie, Allemagne et Hollande ; hiver de 1853-54 Angleterre ; 1854, de juillet à novembre, en France.

2e zone, 1855. — Russie. — 3e zone, Genève.

189. — *Période de 1865 à 1868* (Grands froids de 1863, 1864 et 1865).

1re zone, 1865. — Le 10 mai, La Mecque ; le 25 mai, le Caire et

Alexandrie ; 23 juillet, Constantinople ; 12 juillet, Ancône ; 25 juillet, Marseille ; 26 août, Toulon ; 19 août, Barcelone ; 15 octobre, Paris ; novembre, le Havre.

2ᵉ zone, 1866. — D'avril à septembre, Hollande ; été et automne, Belgique ; de juin à octobre, Prusse ; de juillet à septembre, Autriche ; de juillet à octobre, nord de la France.

En Amérique : depuis le mois de juillet et du Nord au Sud.

En Abyssinie, juin.

3ᵉ zone, 1867. — Mai, juin et juillet, en Piémont et en Italie ; d'août à octobre, Savoie ; juillet, août et septembre, à Constantine.

Depuis le 15 avril, dans les Indes.

4ᵉ zone, 1868. — Maroc, Sahara, Sénégal.

190. — *Remarques importantes :*

(A) Dans la période de 1865 à 1868, la première zone atteinte est dans une latitude au Sud de l'Europe, et la deuxième zone au Nord. Au contraire, dans les trois périodes antérieures, la première zone était au Nord, et les autres de plus en plus au Sud. Du reste, l'exception relative à la période de 1865-68 n'a lieu que pour les deux premières zones : la troisième et la quatrième sont de plus en plus au Sud.

(B) Dans cette dernière période (1865-68), le choléra n'a pas commencé dans les Indes, mais en Arabie ; il n'a paru sur les bords du Gange qu'en avril 1867. Donc, si l'on faisait abstraction des trois périodes antérieures, il ne faudrait plus appeler le choléra le *fléau indien*, mais le *fléau arabique*.

En réalité, dans aucune des quatre périodes le choléra n'a commencé au même endroit.

(C) Il résulte évidemment de la marche du choléra depuis 1831 jusqu'à 1868 qu'elle n'est point le résultat de la transmission d'homme à homme ; et qu'elle justifie mon opinion que cette maladie est dûe uniquement à des influences hydrologiques, sécheresse et pluie, dans chaque contrée.

191. — Avant notre siècle, les épidémies suivaient la même marche :

En 1450, la peste vint de l'Asie Mineure en Dalmatie ; de là gagna la Hongrie, l'Italie, l'Allemagne, la Belgique, la France et l'Espagne. (Ozanam.)

« Une épidémie catarrhale infesta l'Europe en 1732 et 1733, d'après Réaumur. » (Ozanam.)

« L'épidémie de 1775 commença en Russie ; parvint en Pologne, puis en Prusse, et successivement en Allemagne, en France, en Angleterre et en Italie où elle expira. » (Ozanam.)

« Les épidémies se dirigent ordinairement de l'Est à l'Ouest dans les latitudes qu'elles parcourent, telles que la peste noire de 1348, le choléra indien, et les trois épidémies catarrhales de 1732, de 1775 et de 1782. » (Ozanam.)

§ VI. LES PLUIES QUI DÉTERMINENT L'EXTINCTION DU CHOLÉRA EN SUPPRIMANT LA SÉCHERESSE ET RENDANT LES EAUX SAINES SONT SUCCESSIVES D'ORIENT EN OCCIDENT.

192. — J'ai déjà montré que la marche de la sécheresse d'Orient en Occident était le résultat de perturbations atmosphériques dépendant des vents alisés (183 et 184.)

Les pluies qui mettent fin à la sécheresse sont en quelque sorte le retour de la marche régulière des mouvements atmosphériques. Nous avons vu que les premières pluies déterminaient l'épidémie en portant au plus haut degré la corruption des eaux potables. Les pluies qui suivent ne trouvant plus de matières putréfiées à entraîner tendent à assainir de plus en plus les eaux des rivières, et font cesser l'épidémie.

Voici dans quel ordre chronologique ces dernières pluies se sont produites en 1865, d'après les journaux de cette époque :

193. — Le journal d'Alexandrie annonçait qu'une crue du Nil avait eu lieu vers le milieu du mois de juillet. Or le même journal du 23 juillet nous faisait connaître que le choléra avait complétement disparu à cette date. La crue du Nil substituait ainsi des eaux salubres aux eaux infectes ; il n'y avait plus d'empoisonnement épidémique, plus de choléra. (Voir comment l'inondation fait cesser la peste en Égypte, 388.)

194. — Extrait du *Moniteur universel* : « Le 9 octobre 1865, des pluies considérables ont lieu à Marseille, à Toulon, et dans les régions environnantes. » Or le même journal, du 20 octobre, annonce que le choléra a complétement disparu dans ces régions du Midi. Il en a donc été chassé par les pluies abondantes qui ont entraîné à la mer les eaux corrompues.

A peu près à la même époque, le choléra se déclarait à Paris. Ainsi, la pluie qui éteignait le choléra à Toulon et à Marseille, le faisait éclater dans la Capitale.

195. — Les pluies, qui ont assaini à leur tour les eaux de la Seine, n'ont eu lieu qu'en décembre 1865 et janvier 1866. C'est ce qui résulte du témoignage de M. Belgrand, dans ses *Études hydrologiques du bassin de la Seine ;* « Dès le 11 janvier, » dit-il, « les eaux de la Seine éprouvent des crues progressives. »

196. — En résumé, les pluies qui ont fait cesser l'épidémie dans les différents pays, d'Orient en Occident, ont eu lieu à Alexandrie en juillet ; à Marseille en octobre ; à Paris en décembre 1865 et janvier

1866. Ainsi, l'extinction du choléra, comme son entrée en scène, est le résultat de phénomènes hydrologiques ; elle ne doit absolument rien à la désinfection de l'air, ni à un prétendu épuisement de la contagion.

§ VII. — LES PAYS EXEMPTS DU CHOLÉRA DOIVENT LEUR IMMUNITÉ A LA PURETÉ DE LEURS EAUX POTABLES. IL EN EST DE MÊME DES QUARTIERS INDEMNES D'UNE VILLE ATTEINTE, ET DES PARTICULIERS.

Conditions hydrologiques des départements indemnes. Départements atteints une ou plusieurs fois. Villes indemnes. Quartiers d'une ville indemnes ou atteints selon que leur eau est de bonne ou de mauvaise qualité. Immunité due à la richesse. État des réservoirs des particuliers.

197. — CONDITIONS HYDROLOGIQUES DES DÉPARTEMENTS INDEMNES.

D'après la carte de la répartition du choléra en France du docteur Armieux, les départements qui n'ont jamais été atteints sont les suivants : le Cantal, la Creuse, la Lozère, le Lot, les Hautes-Pyrénées, le Gers. les Landes, la Dordogne et la Corrèze.

L'immunité de ces départements est due à l'excellence de leurs eaux potables résultant de la présence de substances minérales telles que le bicarbonate de chaux (3 et 4) et de l'absence de matières organiques (5).

198. — *Substances minérales.* Je cite à l'appui une note de M. Dumas sur les résultats signalés relativement à la composition des eaux dans l'ouvrage intitulé : *Annuaire des Eaux de la France* : « Dans les sources du massif central de la France, c'est-à-dire de l'Auvergne, du Cantal, de l'Ardèche, etc., les bicarbonates dominent. Ils forment les 75 pour cent des produits solides des eaux. » *(Académie des Sciences.)*

199. — *Matières organiques.* Les cours d'eau, grands et petits, qui prennent leurs sources dans les montagnes du plateau central, ou des Pyrénées, où se trouvent les départements en question, descendent avec trop de rapidité pour donner lieu à des eaux croupissantes. Comme ils sont très-froids, et vu la grande capacité de l'eau pour la chaleur, ils ne s'échauffent que lentement et bien au-delà de ces départements.

Les arbres de ces hautes régions sont rarement à feuilles caduques; les terrains y sont généralement stériles. Donc peu de débris organiques sont entraînés dans les rivières. Ainsi, les eaux des puits et des fontaines y sont toujours fraîches, limpides et pures.

Au contraire, lorsque les eaux des mêmes rivières arrivent dans les campagnes étendues et dont la déclivité est très-peu sensible, leur cours devient lent et presque stagnant surtout en temps de sécheresse. Il se forme sur leurs bords, comme l'a dit de Jussieu (note I), des mares nombreuses; là se décomposent et se putréfient des matières organiques d'autant plus abondantes que la fertilité de la contrée est plus grande. L'eau de ces rivières en est chargée et acquiert un degré de corruption très-élevé. Cette eau, prise en boisson, constitue un agent toxique qui empoisonne les populations et leur donne des maladies.

200. — Toutes les villes des départements indemnes ont des eaux pures. J'ai cherché, sur le *Dictionnaire de la France* de Peigné, ces diverses villes; j'y ai vu presque toujours pour chacune une mention élogieuse sur la qualité de ses eaux potables ou sur sa situation hydrologique. J'engage le lecteur à vérifier cette assertion.

201. — Départements atteints une ou plusieurs fois.

Pour justifier par un exemple les considérations que je viens de formuler, je cite les départements situés dans le bassin de la Garonne. Ce fleuve, qui prend sa source en Espagne, arrose les départements de la Haute-Garonne, du Tarn-et-Garonne, du Lot-et-Garonne et de la Gironde. D'après la carte du Dr Armieux, les trois premiers n'ont eu le choléra qu'une fois, le dernier quatre fois.

202. — Tous les départements dans lesquels se trouvent les embouchures des fleuves sont marqués en noir sur la carte du Dr Armieux. Mais il y a, au centre de la France, un département teinté en noir et qui est loin de toute embouchure de fleuve : c'est celui du Cher; je vais en dire deux mots : Il est très-plat; il contient des landes et des marais. Il a un septième de sa surface en prairies naturelles, par conséquent, en terrains imperméables sous une couche perméable. Il nourrit de nombreux bestiaux qui y déposent beaucoup de fumier. Après une grande sécheresse, entremêlée de quelques pluies d'orage, il y a, dans ce pays plat, d'immenses quantités de matières organiques en putréfaction, beaucoup de mares. Une pluie un peu forte entraîne tout cela dans les ruisseaux et dans les puits qui en dépendent, et les infecte.

203. — J'ajoute un mot pour le département de la Somme : Quiconque a parcouru ce pays a rencontré d'innombrables tourbières et autres excavations remplies d'eau. Peu de départements ont autant d'eaux croupissantes, de mares susceptibles de devenir infectes en temps de sécheresse. Les eaux potables peuvent donc facilement y devenir pernicieuses. D'où sa teinte noire.

Villes indemnes.

Exemples : *Lyon, Versailles, Bellevue.*

204. — *Lyon.* Cette ville a des eaux potables de bonne qualité ; elle est alimentée en partie par des puits, mais principalement par le Rhône.

Comparons les eaux du Rhône à Lyon à celles de la Seine à Paris :

Les premières sont prises en amont de la ville au lieu dit des Petits-Broteaux. A son arrivée à Lyon, le fleuve n'a encore traversé que des contrées presque désertes, et possède fort peu d'usines sur ses bords ; il n'est donc point chargé de matières organiques. Les secondes, à Paris, se trouvent dans des conditions tout-à-fait différentes.

Vu sa profondeur et sa rapidité, le Rhône débite quinze fois plus d'eau que la Seine ; il est donc incomparablement plus pur.

« Ce fleuve coule dans une vallée dont le sol présente une couche de sable et de gravier qu'on a pu utiliser pour le filtrage des eaux. — A Lyon, les puits sont en général excellents, parce que l'eau du fleuve, qui les alimente, filtre à travers le gravier. A Paris, au contraire, les puits donnent une eau détestable. » *(Documents des eaux de Paris,* page 371.)

La bonne qualité des eaux potables, qui préserve Lyon du choléra, le préserve aussi de la diphtérie. (Voir au n° 427 *bis*.)

205. — *Versailles.* « Cette ville possède trois sortes d'eaux : les eaux blanches, les eaux de source, et l'eau de rivière ou de la Seine.

« Les premières servent presque exclusivement à l'alimentation. Produites par les pluies ou les fontes de neige, elles sont récoltées au moyen d'un vaste système de rigoles et d'aqueducs sillonnant un immense plateau qui s'étend dans son plus grand sens des Bréviaires et de Rambouillet jusqu'à Palaiseau et domine Versailles. » (M. Pavin, Inspecteur des eaux.)

Ces eaux sont de bonne qualité. Aussi Versailles est à l'abri des épidémies.

206. — Cependant, cette ville a éprouvé, en 1842, année de sécheresse, une épidémie qui doit être attribuée à l'usage de l'eau de Seine fournie par les pompes de Marly.

207. — Une seconde épidémie, que je rapporte au n° 327, a sévi en 1872-73. Voici comment s'explique cette dernière : Pendant la guerre de 1870-71, l'armée allemande a campé sur le plateau dont il vient d'être parlé, et y a laissé d'immenses quantités de matières organiques ; surtout, de nombreux cadavres y ont été enterrés. Depuis cette époque, les eaux blanches sont devenues insalubres, et en 1872-73 elles ont causé une longue épidémie.

208. —*Bellevue*. « En 1832 et en 1849, mais surtout en 1832, les environs de Paris sont fortement frappés par le choléra, excepté Bellevue, qui a joui d'une immunité complète. » (*Union Médicale*, n° 69, 1849.)

Or l'*Almanach de médecine* publié par l'administration de l'*Union Médicale* (1858), fait connaître que « Bellevue est alimentée par des sources d'une pureté remarquable, à une température constante de 8° centigrade et d'une grande abondance. » C'est pourquoi, on y a fondé plusieurs établissements d'hydrothérapie très-renommés. Cette ville doit donc son immunité à l'excellence de ses eaux potables.

QUARTIERS D'UNE VILLE INDEMNES OU ATTEINTS SELON QUE LEUR EAU POTABLE EST DE BONNE OU DE MAUVAISE QUALITÉ.

Exemples : *Varsovie, Châlons-sur-Marne, Montmorency, Palerme, Londres* et *Paris*.

209. — *Varsovie*. Écoutez le Dr Foy, chargé d'un hôpital militaire à Varsovie, en 1831 :

« Varsovie, capitale de la Pologne, bâtie sur les bords de la Vistule, possède à peu près 120,000 habitants, y compris 30 à 40,000 juifs. Elle est séparée du faubourg principal de Pragua par le fleuve qui la baigne, et qui, pendant l'été, se rétrécit considérablement et laisse sur ses bords du sable, une vase bourbeuse et des immondices. (Il y avait eu une grande sécheresse en 1831.)

» Les eaux de Varsovie sont généralement mauvaises ; elles sont lourdes, difficiles à digérer, fades, et ne peuvent être bues par les étrangers qu'après avoir été mêlées d'un peu de rhum ou d'eau-de-vie.

» Celles qui sont potables et de bonne qualité ont leur source dans le jardin de Saxe, à Bagatelle, près de l'hôpital Alexandre, et sur le chemin de Bilanie, à deux petites lieues de la ville.

» Varsovie, dont le plan est plus long que large, dont la circonférence est d'environ trois lieues, peut être divisée en ville basse ou ville ancienne, ou en ville haute ou ville nouvelle.

» Dans la première, habitée par le bas peuple, mal bâtie, pleine de boues, avoisinant les bords de la Vistule, se trouvent des eaux croupissantes, des maisons basses, toutes les conditions, en un mot, propres au développement d'une épidémie.

» Dans la ville haute, les rues sont larges et propres ; les lois hygiéniques y sont mieux observées. J'en excepte cependant les ruisseaux qui bordent les trottoirs, qui sont recouverts par des planches, et desquels s'exhalent, pendant les grandes chaleurs, l'odeur la plus infecte.

» Dans la ville basse, on fait usage de bière bourbeuse et d'eau de puits. » — Dans la ville haute, on a l'eau de bonne qualité dont il est parlé plus haut, venant de Bagatelle.

— Eh bien ! tandis que le choléra sévissait avec violence dans la ville basse, le Dr Foy affirme qu'il n'a jamais vu de cholérique dans la classe aisée qui habite la ville haute.

Donc le choléra était dû à l'usage en boisson d'eau corrompue, et l'immunité de la ville haute lui était assurée par la bonne qualité de son eau potable.

Aussi le Dr Foy se demande : « Où trouvera-t-on la cause première du choléra ? La trouvera-t-on dans la mauvaise nourriture, ou dans la malpropreté des vêtements et des maisons ? — Non, puisqu'il en est toujours ainsi en dehors des époques d'épidémie. La trouvera-t-on dans les eaux des fleuves, des rivières, des lacs, dont la maladie a suivi assez régulièrement le cours ? Cette dernière opinion, basée sur l'identité constante des symptômes du choléra, me paraît la plus probable. »

On voit que le Dr Foy avait pressenti la véritable cause du choléra, l'eau potable.

210. — Ordinairement, lorsque, dans une ville, il n'y a pas de distribution d'eau commune à tous les habitants, c'est dans les quartiers bas que sévit le choléra, parce que l'eau des puits y reçoit les infiltrations soit de la rivière soit des eaux stagnantes du voisinage. Je cite encore, à cet égard, les témoignages des docteurs Verdé-Delisle, Ducros, Corrado Tommasi et Roubée :

211. — *Châlons-sur-Marne.* Le Dr Verdé-Delisle : « Un fait presque constant, c'est que les épidémies cholériques débutent le plus souvent dans les villes par les rues basses avoisinant les rivières. J'ai pu apprécier la justesse de cette observation dans l'épidémie cholérique de Châlons-sur-Marne : c'est dans le faubourg de Marne, qui réunit les plus mauvaises conditions hygiéniques que débuta la maladie ; outre la malpropreté de l'intérieur des chaumières, chaque paysan avait devant sa porte un cloaque d'eau stagnante et un tas de fumier pourri. »

212. — *Montmorency.* Dr Ducros : « A Montmorency, il n'y a eu de cholériques que dans le bas de la ville. »

213. — *Palerme.* Le Dr Corrado-Tommasi, de Palerme, dans une communication faite à l'Académie de médecine de Paris, le 6 août 1867, dit que le choléra semble avoir frappé plus particulièrement les quartiers bâtis sur un terrain d'alluvion. Les quartiers élevés et bâtis sur le tuf, ont fourni moins de victimes dans les trois épidémies qui ont sévi à Palerme en 1837, 1854 et 1866.

(Voir le récit de M. Littré concernant la ville de Russ.) (135.)

214. — Selon M. Boubée, le choléra sévit de préférence dans les terrains d'alluvion.

215. — *Ville de Londres.* Le Dr Vacher, dans son livre sur la mortalité en 1865, cite « une enquête faite à Londres, en 1854, qui constata que 2284 décès cholériques étaient survenus dans des maisons qui recevaient l'eau non purifiée de la Tamise, et 294 seulement dans des maisons qui recevaient l'eau filtrée de Lambeth Company. »

Il cite encore ces paroles de M. Simon, rapporteur de la commission d'une autre enquête à Londres : « La population, qui boit de l'eau impure, paraît avoir fourni une mortalité trois fois et demie plus grande que celle qui boit d'autres eaux. »

VILLE DE PARIS.

(A) Eaux de qualités diverses servant a l'alimentation des parisiens. — *(B)* Établissements indemnes ou atteints. — *(C)* Quartiers indemnes ou atteints.

216. — M. le Dr Guéneau de Mussy, et tous les autres médecins contagionistes de la Capitale disent qu'il est impossible de reconnaître dans une si grande ville comment se propagent le choléra, la fièvre typhoïde et les autres maladies épidémiques.

Pourquoi ? Parce que croyant péremptoirement à la contagion, ils n'en visent que les manifestations, et que ces manifestations, de faits qui n'existent pas, se dérobent naturellement à leurs recherches.

Moi, au contraire, qui attribue exclusivement toutes ces maladies à l'ingestion d'eau corrompue, j'y vois partout la confirmation de ma thèse. Rien n'est si facile à vérifier, car on sait dans quels quartiers, dans quels maisons on distribue les eaux de bonne qualité, ou les eaux insalubres.

217. — *(A)* Voyons quelles sont celles dont on fait usage à Paris.

Les eaux de mauvaise qualité, et qui deviennent très-pernicieuses dans certaines circonstances décrites aux n°s 151 et suivants, sont celles de la Seine et de l'Ourcq ; je ne parle pas des eaux de puits qui sont toujours infectes.

Les eaux de bonne qualité, jusqu'en 1841, se composaient de celles des sources du Nord, de Belleville, d'Arcueil et de la Boule-Rouge, peu abondantes ; à cette époque, le puits artésien de Grenelle a apporté son contingent. Le puits artésien de Passy est entré en ligne en 1857, la Dhuis en octobre 1865, et la Vanne en 1876.

Ainsi, lors du choléra de 1832, l'alimentation parisienne était presque entièrement faite avec les eaux de la Seine et de l'Ourcq, et c'est pourquoi la mortalité fut si grande ; en 1849 et en 1854 il y avait en plus l'eau du puits artésien de Grenelle, dont le débit était de 864 mètres cubes d'eau en 24 heures. Lors de l'épidémie de 1865, on avait l'eau de la Dhuis à partir du 15 octobre.

J'ai déjà parlé des eaux de la Seine et de l'Ourcq aux nos 5, 10, 15 et 20, et dans la note I, où je reproduis le rapport de l'illustre de Jussieu. Je vais ajouter les opinions de quelques savants sur ces eaux :

218. — Extrait du rapport fait au Conseil municipal de Paris au nom de la commission des eaux par M. Dumas, dans la séance du 18 mars 1859 :

« L'eau de Seine devient chaque jour moins digne de notre confiance. A mesure que Paris se développe et se peuple, les causes d'infection et d'insalubrité se multiplient sur les bords du fleuve. »

« On n'a jamais prétendu que l'eau du canal de l'Ourcq fût vraiment digne par sa pureté d'être affectée aux usages domestiques d'une grande cité ; elle est trop chargée de sels calcaires ; elle est trop exposée par son long parcours à ciel ouvert, par son affectation aux besoins de la navigation, et par la lenteur de sa marche à recevoir et à conserver des impuretés inquiétantes. »

219. — M. Belgrand *(Études hydrologiques du bassin de la Seine)* : « Les eaux de l'Ourcq sont inférieures à celles de presque toutes les autres dérivations dont il s'agit dans ce mémoire. Les riverains de l'Ourcq éprouvent une grande répugnance pour l'eau de cette rivière, et n'en font pas usage. Le porteur d'eau leur procure l'eau de Seine filtrée. »

220. — Cependant les eaux de ces deux rivières forment encore aujourd'hui la plus grosse part des eaux potables de la Capitale.

Voici d'après le *Petit Journal* du 28 novembre 1875, par ordre de quantités, les sources diverses qui fournissent l'eau aux Parisiens :

Canal de l'Ourcq, environ . . .	2,500,000	mètres cubes par mois.
La Vanne.	2,000,000	—
La Marne (pour le bois de Vincennes et Paris).	1,400,000	—
La Seine.	1,200,000	—
La Dhuys.	660,000	—
Le puits artésien de Passy. . .	190,000	—
Les sources d'Arcueil.	135,000	—
Les sources de Belleville et des Prés Saint-Gervais.	16,000	—
Le puits artésien de Grenelle. .	11,000	(en 1860 : 26,000 mèt.)
Total par mois.	8,112,000	mètres cubes.

La proportion des eaux de mauvaise qualité augmente en temps de sécheresse, parce que pour suppléer à l'insuffisance des autres eaux, on met en jeu des pompes à vapeur qui puisent dans la Seine. Au moins, si l'on établissait ces pompes en amont de Paris et non en aval !

221. — Il ne faudrait pas croire que les eaux de bonne qualité soient tout-à-fait inoffensives : elles s'altèrent toujours un peu à divers degrés, surtout après une grande sécheresse, et au moment de l'arrivée des pluies qui entraînent des matières organiques dans les terrains perméables où elles coulent. Alors elles peuvent affecter surtout les enfants, et leur donner diarrhée, fièvre, rougeole, coqueluche, etc.

222. — A Paris, les eaux, de qualités différentes, qui partent des réservoirs de la rive droite, aboutissent presque toujours à des réservoirs communs de la rive gauche où elles se mélangent. C'était, du moins ainsi jusqu'en 1875. Du reste, en cas de rupture de quelque tuyau, ou de pénurie d'une eau, la Compagnie des eaux en donne une autre.

223. — Il y a actuellement une double canalisation dans toutes les rues de la Capitale ; telle maison reçoit l'eau de l'Ourcq ou de la Seine, tandis que telle autre reçoit celle du puits artésien de Grenelle, ou celle de la Dhuis, ou celle de la Vanne : c'est selon que le propriétaire de chaque maison paie 60 ou 100 francs pour une quantité déterminée. (On a changé ce tarif récemment.)

224. — Voyons maintenant ce qui résulte de l'usage de telle ou telle eau, en ce qui concerne le choléra :

Désignez-moi un établissement, un quartier de Paris, où il y a de l'eau de bonne qualité, et je vous ferai voir qu'il n'y a jamais d'épidémie ; nommez-moi un établissement, un quartier où a sévi le choléra, je vous montrerai aussitôt qu'on y recevait de l'eau corrompue. Ce langage prétentieux, je vais le justifier par de nombreux exemples :

(B) Établissements parisiens.

225. — *Institution de Sainte-Périnne.* « En 1832, l'institution de Sainte-Périnne, à Chaillot, n'a point été fermée, et le choléra n'y a point pénétré lorsqu'il régnait dans tout le voisinage. » (Dr Ch. de Vauréal.)

Commentaire. — On y avait l'eau de la fontaine de la Boule-Rouge.

226. — *Hospice de Larochefoucaud,* à Montrouge : « Cet établissement, destiné aux anciens employés des hospices et aux indigents, qui peuvent payer une très-faible pension, contient plus de deux cents habitants, et n'a point été fermé pendant l'épidémie de 1832. Des employés de cet établissement ont été chargés de fonctions temporaires dans les salles de cholériques des hôpitaux ; le choléra ne s'est point déclaré dans l'hospice. » (Dr Ch. de Vauréal.)

COMMENTAIRE. — On y avait sans doute l'eau d'Arcueil. L'eau de Seine n'a jamais eu de conduite de ce côté.

227. — *Hospice de la Salpêtrière.* « En 1832, dit M. le Dr Barth, le choléra régnait à l'hospice de la Salpêtrière d'une manière très-mitigée, pendant que cette maladie était très-meurtrière pour toute la Capitale ; tandis que, en 1849, aucun établissement hospitalier, aucune localité de Paris n'a été aussi cruellement frappée. Et pendant que l'épidémie ne sévissait dans le reste de cette ville qu'avec une intensité modérée, le fléau semblait concentrer ses fureurs sur cet asile de la vieillesse. » *(Archives générales de Médecine, 1849, t. XXI.)*

A la lecture de ce passage, je me suis dit que la manière différente dont la Salpêtrière avait été éprouvée, en 1832 et en 1849, provenait certainement de ce que cet établissement recevait l'eau d'Arcueil en 1832 et l'eau de Seine en 1849. Cette interprétation est confirmée par l'extrait suivant du mémoire du Préfet de la Seine présenté au Conseil municipal le 4 août 1854 :

« En 1848, une petite pompe à feu, donnant de 35 à 45 pouces, a été placée sur la rive gauche de la Seine, en amont du pont d'Austerlitz, pour alimenter les chemins de fer d'Orléans et de Lyon, l'abattoir de Villejuif et la Salpêtrière, dont la population, de 7000 administrés, est supérieure à celle de beaucoup de petites villes. »

Ainsi, en 1832, la Salpêtrière est peu éprouvée parce qu'elle boit les eaux relativement pures d'Arcueil ; en 1849, elle est maltraitée avec une grande violence, parce qu'elle boit l'eau de la Seine devenue corrompue. — Est-ce concluant ?

228. — *Hospices du Gros-Caillou et du Val-de-Grâce. — Caserne Napoléon.* Le Dr Foy, dans son mémoire sur le choléra de Paris en 1832, affirme « que l'hôpital militaire du Val-de-Grâce a été peu maltraité, et que la mortalité y a été moins grande qu'ailleurs. Il ajoute que l'hôpital du Gros-Caillou a été plus malheureux. »

Or, il est notoire que le premier de ces établissements recevait les eaux d'Arcueil et le second les eaux de la Seine emmagasinées dans le bassin de Vaugirard, en aval de Paris, et provenant des pompes du Gros-Caillou. (A cette époque les égouts se déversaient dans Paris tout le long de la Seine, le grand égout collecteur n'existant pas encore.)

229. — M. Laurot, actuellement employé du télégraphe, a été attaché comme secrétaire auprès de M. Valeran, médecin en chef du Val-de-Grâce en 1865. Il atteste que pendant l'épidémie de cette époque, pas un seul cas de choléra ne s'est montré parmi le nombreux personnel de l'hôpital. Il n'y a eu de décès cholériques que parmi les militaires qui y étaient transportés de la caserne Napoléon, où la maladie sévissait très-gravement. Ceux-ci ne la communiquèrent pas aux hommes du Val-de-Grâce.

Pourquoi la caserne Napoléon était-elle si maltraitée et le Val-de-Grâce indemne ?

— Parce que la caserne avait l'eau de Seine des pompes de Chaillot, et le Val-de-Grâce l'eau d'Arcueil ; en outre, les infirmiers de ce dernier établissement recevaient un litre de vin par jour, et faisaient largement usage d'acide citrique pour eux et pour les malades.

(C) Quartiers de Paris en 1832.

230. — *Quartier des Invalides*. « En 1832, à Paris, le choléra sévissait surtout dans les quartiers où les rues sont malsaines, étroites et peu aérées, et où la population est le plus misérable, à l'exception cependant du quartier des Invalides, qui, malgré sa position salubre, ses rues larges et aérées, fut un de ceux dans lesquels on compta le plus de victimes, principalement dans la partie la plus éloignée de la Seine. Dans les avenues entourant les Invalides, un tiers de la population en fut atteint, et tous les cas y furent graves. » (H. Paillard, employé à l'Hôtel-Dieu.)

Commentaire. — Le quartier des Invalides avait à boire de l'eau de Seine provenant des pompes du Gros-Caillou établies en aval de Paris. Cette eau était, par conséquent, beaucoup plus corrompue que celle puisée au pont Notre-Dame et au Pont-Neuf. (Les pompes de Chaillot et de l'usine Saint-Ouen n'existaient pas.)

J'explique au n° 233 pourquoi le choléra sévit de préférence sur la population la plus misérable.

Quartiers de Paris en 1865.

231. — Le Dr Vacher attribue l'immunité du quartier de Belleville à la pureté de ses eaux potables provenant des sources des Prés-Saint-Gervais, ou du Nord. J'engage le lecteur à prendre connaissance, dans l'ouvrage de ce médecin *Étude médicale sur la mortalité en 1865,* du document qui a pour titre : *Influence des eaux potables*, page 103. Rien n'est plus concluant en faveur de ma thèse, quoique cet auteur, par respect pour l'hypothèse du miasme, ne prononce pas cette conclusion.

La mortalité dans tout Paris a été exactement en rapport avec la corruption des eaux potables fournies dans chaque quartier.

Je reproduis le tableau du Dr Vacher *du choléra à domicile suivant les arrondissements,* en les disposant par ordre de la mortalité générale :

TABLEAU IV.

Choléra à domicile suivant les Arrondissements, à Paris.
(D'après le Dr Vacher.)

Classement des Arrondissements par ordre d'immunité.			Mortalité générale à domicile sur 1,000 habitants.
1	9e arrondissement	Opéra	10.30
2	2e —	Bourse.	13.00
3	8e —	Élysée.	13.50
4	1er —	Louvre	15.00
5	3e —	Temple	15.90
6	6e —	Luxembourg.	16.80
7	4e —	Hôtel-de-Ville.	17.00
8	7e —	Palais-Bourbon.	18.00
9	10e —	Saint-Laurent.	19.80
10	5e —	Panthéon.	22.00
11	16e —	Passy	23.00
12	11e —	Saint-Antoine.	27.40
13	15e —	Vaugirard.	27.50
14	13e —	Gobelins.	29.70
15	20e —	Belleville.	30.00
16	14e —	Observatoire.	30.20
17	12e —	Reuilly	30.80
18	17e —	Batignolles	30.80
19	19e —	Saint-Chaumont. . . .	31.80
20	18e —	Montmartre	32.80

D'un côté, les arrondissements de l'Opéra, du Louvre, de l'Élysée, du Luxembourg, ont eu le chiffre le moins élevé de décès par choléra.

Or ces arrondissements avaient la meilleure eau potable de Paris, à savoir celle du puits artésien de Grenelle, ou celle de la Dhuys.

Ils faisaient grand usage des eaux des fontaines marchandes (234).

D'un autre côté, les xviie, xviiie et xixe arrondissements ont eu la plus grande mortalité par choléra, et l'on sait qu'ils recevaient partie l'eau de là Seine puisée à l'usine Saint-Ouen, à 1500 mètres au-dessous du grand égout collecteur, partie l'eau de l'Ourcq, dont M. Belgrand nous a fait connaître la mauvaise qualité (219).

232. — D'ailleurs, la division par arrondissements ne permet pas de se faire une idée exacte des causes de la mortalité. Je vais donc modifier les données officielles ainsi qu'on va le voir :

Dans le tableau ci-dessus, le viie arrondissement, composé des quartiers Saint-Thomas-d'Aquin, Invalides, École Militaire et Gros-Caillou, est placé au 8e rang. Cependant la mortalité a été très-considérable au

Gros-Caillou qui recevait l'eau de la Seine emmagasinée dans le réservoir de Vaugirard, dont le Dr Bouchut nous a dit qu'on y prenait les infusoires avec une cuiller ; elle a été à peu près nulle dans le quartier Saint-Thomas d'Aquin, où sont les Ministères, qui avait l'eau du puits artésien de Grenelle. Dans la division de la mortalité par quartier, celui-ci aurait eu le 1er rang, le Gros-Caillou le 16e au moins.

Le xxe arrondissement comprend les quartiers de Belleville, de Saint-Fargeau, du Père-Lachaise et de Charonne. Le Dr Vacher dit que le premier de ces quartiers desservi par l'eau pure des Prés-Saint-Gervais avait été indemne ; cependant, il place le xxe arrondissement au 15e rang sur son tableau. Pourquoi ?

— Parce que le quartier de Charonne, alimenté par le canal de l'Ourcq et dont la mortalité a été exceptionnelle, en fait partie. Dans la division par quartier, Belleville eût été au premier rang, Charonne au dernier.

On objecte que l'immunité du quartier de Belleville n'est que relative et qu'il y a eu un certain nombre de cas de choléra.

Je réponds que de nombreux ouvriers de ce quartier vont travailler dans d'autres parties de la ville, et y prennent leurs repas. Si l'eau y est corrompue, ils subissent naturellement l'empoisonnement choléra.

IMMUNITÉ DUE A LA RICHESSE.

233. — Le Dr Vacher (pages 99 et 100), attribue une grande influence à la richesse sur l'immunité de certains arrondissements.

Le Dr Boulay (de la Meurthe), dans son *Histoire du choléra-morbus du quartier du Luxembourg, à Paris, en 1832*, exprimait la même opinion en ces termes : « Le choléra a sévi trois fois plus sur la classe qui est dans le besoin que sur celle qui est dans l'aisance. »

234. — L'extrait suivant de la Commission d'enquête (*Documents des eaux de Paris*, page 403) me sert à expliquer cette différence par la qualité de l'eau potable : « Tandis que la vente de l'eau filtrée s'est élevée dans les six fontaines des quartiers de luxe jusqu'à 298,000 mètres cubes, elle n'a atteint que 100,000 mètres cubes dans les sept fontaines des quartiers populeux. » (Voir 215.)

235. — L'inégalité des rigueurs du choléra s'explique encore par cette considération que les gens aisés font usage de bon vin, de liqueurs, de thé et autres liquides antiseptiques ou bouillis, tandis que les pauvres n'ont d'autre boisson que l'eau impure.

ÉTAT DES RÉSERVOIRS DES PARTICULIERS.

236. — En temps d'épidémie, on a vu quelquefois jusqu'à quinze personnes atteintes dans la même maison, tandis que la maison voisine l'était peu ou point du tout. La contagion semble expliquer la chose : une des quinze personnes atteintes a apporté le choléra du dehors, et l'a communiqué aux autres. Je vais donner deux explications distinctes :

La première, c'est que des deux maisons voisines, l'une pouvait avoir l'eau de la Seine ou de l'Ourcq, et l'autre l'eau de la Dhuys ou celle des Prés-Saint-Gervais, etc. Naturellement, la première maison était seule affectée ou beaucoup plus que l'autre.

Voici la seconde explication : « Quand le bassin de Passy, après une journée de service, » dit le Dr Bouchut, « est à moitié vide et qu'on y descend par l'escalier de fonte, on est presque suffoqué par la chaleur qui est celle d'une étuve. Dans quelques circonstances, comme l'a dit M. Mary, inspecteur général des eaux, à la chaleur que j'ai constatée se joint une odeur infecte, dûe à la décomposition des matières végétales déposées sur les parois mises à sec par le retrait de l'eau, et soumises à une température qui hâte leur fermentation putride. » (Dr Vacher.)

Beaucoup de maisons, à Paris, possèdent un réservoir dans lequel sont reçues les eaux dont l'écoulement est réglé par un robinet de jauge. Quand ce réservoir est resté longtemps sans être nettoyé, ses parois se tapissent de matières organiques qui s'y décomposent et fermentent, comme dans le bassin de Passy. Il est tout naturel qu'une eau pareille, surtout en temps de sécheresse, empoisonne quinze des habitants d'une maison, tandis que ceux de la maison voisine, dont le réservoir est nettoyé fréquemment, sont moins affectés.

Je trouve la confirmation de l'opinion que j'exprime ici dans ces paroles de M. A. Gérardin, que j'extrais du *Bulletin de l'Association scientifique de France*, n° 451, du 25 juin 1876 : « A Paris, les particuliers laissent gâter dans leurs réservoirs les eaux admirables de la Vanne et de la Dhuys. »

§ VIII. Tous les cas de choléra racontés par les divers auteurs, attribués a la contagion, aux miasmes, a l'infection de l'air, au transport de germes par les vents, etc., s'expliquent naturellement et exclusivement par l'ingestion d'eau corrompue.

Sommaire. — I. Cas des navires. — II. Cas des pèlerins. — III. Cas des armées. — IV. Habitants des bords des rivières et des lacs. — V. Établissements. — VI. Cas des ivrognes. — VII. Enfants nouveau-nés. — VIII. Type intermittent du choléra. — IX. Invasion du choléra pendant la nuit. — X. Irrégularité de la marche du choléra. — XI. Choléra dit foudroyant.

§ I. Cas des navires.

237. — L'extrait de la commission d'enquête, rapporté au n° 21, parle de milliers de faits fournis par les chirurgiens de la marine démontrant que l'eau potable est une cause de bien des affections : On peut en induire qu'elle peut donner le choléra sur les navires.

L'invasion du choléra sur un navire doit être toujours attribuée à la corruption de l'eau potable dont il a fait provision avant son départ, dans l'endroit où sévit cette maladie. Il pourra se faire qu'après l'arrivée de ce navire dans un port elle s'y manifeste, mais ce sera parce que les eaux potables de ce port seront devenues corrompues. Je cite quelques exemples :

238. — Le premier, raconté par M. Littré, relatif à la frégate la *Topaze,* est le plus remarquable. Il a ceci de particulier que messieurs les contagionistes l'ont enregistré à leur profit. Vous allez voir combien leur méprise est grande !

« La frégate la *Topaze* arriva, en 1849, à l'Ile de France, venant de l'Inde. L'équipage fut attaqué du choléra pendant la traversée, et plusieurs hommes en moururent. Mais, au moment où le vaisseau arriva à l'île, il n'y avait plus aucun malade à bord. Néanmoins, quelque temps après son arrivée, la maladie éclata dans l'île et y causa de grands ravages. »

COMMENTAIRE. — Avant de quitter l'Inde, la *Topaze* s'était approvisionnée d'eau corrompue, qui était la cause du choléra dans ce pays. L'équipage fut attaqué de la maladie pendant la traversée en buvant de cette eau. En route, on fit escale dans un port où l'eau était saine, (à l'île de Ceylan, par exemple), pour en renouveler la provision. Naturellement, le choléra disparut avec l'eau qui en était la cause, et c'est pourquoi il n'y avait plus un seul malade à bord au moment de l'arrivée dans l'Ile de France ; mais, quelque temps après, l'eau étant devenue corrompue dans l'île par suite d'une grande sécheresse suivie de pluies (151), elle donna le choléra à ses habitants.

Le Dr Netter veut que cette maladie leur ait été communiquée par des germes conservés dans les objets transportés par le navire. — Pourquoi ces germes, s'ils existaient, n'avaient-ils pas continué leurs effets malfaisants jusqu'à l'arrivée dans l'île ? Ils auraient dû sévir avec d'autant plus d'intensité qu'il y avait eu plusieurs décès cholériques pendant la traversée, décès qui auraient dû augmenter les causes d'infection.

239. — Le Dr Netter dit encore : « Si du temps de Sydenham, le choléra reparaissait annuellement dans le mois d'août en Angleterre, aussi régulièrement que les hirondelles au printemps, c'est que, probablement, dans ce mois, les navires arrivaient de l'Inde, ou bien, c'est dans ce mois qu'ils étaient déchargés, et quelques restants de ferments s'étant conservés dans la profondeur ou dans la coque des bâtiments, auront été ainsi importés. »

Allons donc ! C'est une explication par trop tirée ! Voici la mienne : Le mois d'août était l'époque de l'année où l'eau potable était le plus corrompue en Angleterre, parce que c'est alors que la saison des pluies commence dans ce pays (184) et c'est pourquoi le choléra, qui est un empoisonnement par l'eau corrompue, se remarquait surtout au mois d'août. C'était réellement le résultat d'un phénomène météorologique comme celui qui détermine l'émigration des hirondelles selon Sydenham.

Il devait arriver des navires de l'Inde à toute époque de l'année, parce qu'un si long voyage à la voile était soumis à mille incidents qui pouvaient causer des retards de plusieurs mois. Mais M. Netter ne s'embarrasse pas pour si peu ; que les navires arrivent quelques mois plus tôt ou plus tard, il veut qu'on ne les décharge qu'au mois d'août, parce qu'il en a besoin pour sa thèse.

240. — « L'*Eldorado*, parti de Toulon le 9 septembre 1865, avec 1077 soldats pour la Cochinchine, est arrivé le 18 en rade d'Alexandrie. Pendant la traversée, il y avait eu 11 cas de choléra dont 5 morts. » *(Opinion Nationale.)*

Explication : On avait fait provision d'eau à Toulon, où le choléra existait depuis le 26 août. La maladie avait encore un caractère bénin en cette ville, parce qu'elle ne faisait que commencer, et que son eau n'avait pas encore atteint un degré avancé de corruption. L'eau puisée à Toulon par l'*Eldorado* ne devait pas faire beaucoup de mal ; c'est pourquoi, il y eut si peu de cas sur ce navire. Nous allons voir que lorsque la provision d'eau est plus infecte, la mortalité sur un navire est beaucoup plus grande.

241. — Dr Pellarin : « En 1833, la frégate la *Melpomène* était mouillée dans le Tage devant Lisbonne, à l'époque où le choléra sévissait dans cette capitale. L'épidémie atteignit l'équipage de la frégate l'avant-veille de son départ pour Toulon, l'un des derniers jours de juin. Elle avait perdu 13 hommes et en avait laissé 45 à l'hôpital. Néanmoins l'épidémie éclata de nouveau en mer avec une extrême violence ; plus de la moitié des hommes furent attaqués. »

Je le crois bien ! la frégate s'était approvisionnée à Lisbonne de l'eau corrompue qui empoisonnait ses habitants et leur donnait le choléra. L'eau de Lisbonne en 1833 était plus corrompue que celle de Toulon en 1865, et c'est pourquoi la *Melpomène* fut beaucoup plus maltraitée que l'*Eldorado*.

242. — 23 novembre 1865 : « L'*Atalanta*, venant du Havre, est mise en quarantaine à New-Yorck. Il y avait eu 95 cas de choléra dont 20 décès. « *(Opinion Nationale.)*

L'eau était corrompue au Havre, puisque l'épidémie y régnait ; emmagasinée sur le navire, elle en a empoisonné le personnel.

243. — Encore le Dr Pellarin : « J'ai cité la frégate la *Melpomène*, en 1833, et la corvette américaine le *Johns Adam,* en 1854, qui, infectées du choléra et mises en quarantaine sévère à Toulon, ne communiquèrent la maladie ni à la ville, ni aux autres navires mouillés. »

— O monsieur Pellarin ! vous citez deux cas où la mise en quarantaine aurait empêché l'introduction du choléra dans un port, et vous ne citez pas les cas innombrables où les quarantaines n'ont rien empêché du tout ! Voici comment on doit expliquer l'innocuité de ces deux vaisseaux :

La cause de la maladie étant l'ingestion d'eau corrompue, et l'eau étant salubre à cette époque à Toulon, et sur les bâtiments en rade qui s'en étaient approvisionnés, tous les navires du monde prétendus les plus infectés n'auraient pu donner le choléra à la ville ni aux autres navires.

244. — On écrit de Toulon, le 24 septembre 1865 : « Le 22 septembre, il y a eu 69 décès à Toulon, dont 61 cholériques. On a mis en rade une grande partie du personnel de la flotte pour le garantir. » Mesure vaine ! parce qu'on n'avait pour boisson sur les bâtiments de la flotte que l'eau de Toulon, alors corrompue. Ce personnel emportait avec lui l'agent toxique qui devait continuer ses ravages en mer.

245. — L'usage sur un navire de toute boisson destinée à remplacer l'eau préserve du choléra. Ainsi les officiers de la flotte restent ordinairement indemnes parce qu'ils font usage de vin, de liqueurs, de café, de thé, etc. Les soldats sont presque seuls atteints, parce qu'ils n'ont que de l'eau à boire, ou que le vin qu'on leur donne n'est pas suffisant pour supprimer l'usage de l'eau. Quand il y a deux eaux potables de qualité différente, les officiers se réservent la meilleure, et sont ainsi doublement préservés. (C'est ce qui résulte d'un passage des *Documents des eaux de Paris,* page 379.)

246. — En 1854, l'escadre de l'amiral Bruat était mouillée en face du port de Baltchich. Cette petite ville n'a d'eau potable que pour ses habitants. Les hommes de l'escadre étaient obligés d'en chercher de tous côtés dans les endroits suspects. Après la pluie d'orage du 9 août, qui avait troublé les puits et les sources, le personnel de l'escadre fut pris du choléra.

§ II. Cas des pèlerins.

247. — Il y avait à La Mecque, en 1865, 150,000 pèlerins. Or l'eau de cette localité est malsaine et peu abondante. La meilleure vient du mont Arrafat par un aqueduc ; elle suffit à peine pour ses habitants. Il y avait, en outre, grande pénurie d'eau à cause de la sécheresse exceptionnelle de cette année-là. Les pèlerins étaient réduits à en chercher jusque dans les mares infectes. Après une pluie d'orage ils furent empoisonnés : 50,000 ont péri. (Dᴿ Rézard de Wouves.)

248. — Il faut interpréter de même le récit de M. Littré sur le choléra dans la région de La Mecque en 1831 : — Extrême pénurie d'eau ; pluie diluvienne de trois jours pendant les cérémonies ; empoisonnement par l'eau potable corrompue. »

249. — L'histoire de l'irruption du choléra à Hurduard présente exactement les mêmes circonstances : « extrême sécheresse ; pluie diluvienne qui corrompt les eaux ; empoisonnement par ces eaux prises en boisson. » (159.) (Dᴿ H. Blanc.)

250. — Ajoutons l'observation suivante qui n'est pas relative à des pèlerins, mais s'y rattache par le côté religieux : « Le conseil de santé d'Angleterre, dans son instruction de 1847, fait remarquer que le choléra a invariablement sévi avec une violence extraordinaire parmi les classes qui s'astreignent aux longs jeûnes en Orient. »

Commentaire. — Cela n'est pas étonnant : elles ne boivent que de l'eau ; le vin, les liqueurs et autres boissons anticholériques, leur étant interdits par leur religion.

§ III. Cas des armées.

251. — Nous avons vu (94) que les personnes atteintes de *diarrhée* par l'usage de l'eau de Seine en étaient délivrées dès qu'elles n'employaient plus que l'eau du puits artésien de Grenelle. Il en est de même pour le *choléra*. Lorsqu'il sévit sur un corps d'armée, il suffit souvent de lui faire changer de campement pour couper court à la maladie. Ceux qui, à ce moment, en sont atteints à divers degrés, tels que diarrhée, vomissements, crampes, commencement de cyanose, devraient communiquer la maladie aux autres dans le nouveau campement, si elle était contagieuse ou infectieuse. Il n'en est rien ; ils guérissent eux-mêmes et tout symptôme disparaît de l'armée. Pourquoi ? — Parce qu'ils ont trouvé dans le dernier lieu une eau salubre pour remplacer celle qui les empoisonnait dans le premier.

Je vais rapporter de nombreux exemples :

252. — « Le 9 octobre 1817, le choléra surprend sur la rive droite du Bétoah, l'armée anglaise composée de 10,000 européens et de 80,000 indigènes, en moissonne 20,000 en six jours. L'armée terrifiée, prend à peine le temps d'enterrer ses morts, change ses cantonnements, passe sur la rive gauche du Bétoah, et la maladie s'éteint subitement. » (Dr Rézard de Wouves.)

— Elle avait trouvé sur la rive gauche de l'eau salubre,

253. — Au mois de novembre 1818, l'armée anglaise sous les ordres du marquis d'Hastings, forte de 18,000 hommes, était campée dans un fond fort humide et malsain. Le choléra l'envahit et lui enlève 9,000 hommes en moins de 12 jours. On donna l'ordre de diriger les restes de cette armée dans un endroit plus élevé et plus sain, à quelques lieues de là, et l'épidémie disparaît. (H. Paillard, employé à l'Hôtel-Dieu.)

254. — M. Littré : Du choléra oriental :

« Le Dr Henderson, rapporte que tandis qu'il était attaché au 13e régiment d'infanterie légère, dans l'Inde, ce régiment campa en décembre 1825 avec le 47e sur un terrain humide près de Patnago. Dès le matin un officier du 13e fut attaqué et mourut en quelques heures ; un autre du 47e partagea le même sort, et la maladie devint générale dans la division ; en 24 heures, 15 à 20 hommes étaient morts. Le lendemain, le corps se porta sur une hauteur, à un mille et demi de distance, et depuis ce moment on n'observa plus d'exemple de choléra dans l'armée. »

Commentaire. — Eau corrompue dans le premier campement ; eau saine dans le second.

255. — Dr Netter : On lit dans l'ouvrage de M. Littré : « A Bolinow, en Pologne, M. Dalmas remarqua que l'armée polonaise, bivouaquant dans deux bois assez éloignés l'un de l'autre, le premier n'envoyait que des fiévreux à l'hôpital, et le second que des cholériques. En remontant aux causes de cette singularité, il apprit que les Russes avaient laissé hors de leur route, le premier bois, mais qu'ils avaient campé plusieurs jours dans le second, et que c'était sur ce second campement qu'étaient établis les bivouacs polonais qui produisaient les cholériques. »

« Donc le sol joue un rôle, » conclut le Dr Netter.

Voici mon explication : Le premier bois n'avait que des fiévreux, parce que l'eau était moins corrompue que dans le second (132 à 142.) Les eaux potables de ce dernier avaient été contaminées par les résidus de la nourriture, les matières fécales et les cadavres de l'armée russe qui y avaient séjourné ; elles étaient plus corrompues et donnaient le choléra. (Remarquez la fièvre intermittente dans les bois, 111 et 132.)

256. — Les 400 soldats qui furent décimés dans la Dobrutcha, n'eurent à boire que l'eau infecte des marais. L'état-major, qui avait du vin, des liqueurs, du café, etc., fut complétement préservé au milieu des tentes des hommes atteints. « Le sol avait été infecté par les Russes qui l'avaient occupé avant nous, » explique le Dr Netter.

COMMENTAIRE. — Cette infection existait pour les eaux potables contaminées par les cadavres des Russes ; nos soldats en furent empoisonnés : l'état-major, qui n'en buvait pas, resta indemne. Est-ce clair ?

257. — Dr Verdé de l'Isle : « En Pologne, on a vu deux bataillons, l'un bivouaquant sur une hauteur, n'avoir pas un seul cholérique, et l'autre campé dans un bas fond, au bord d'une rivière, ou auprès d'un marais, en avoir un très-grand nombre. « Souvent, disent les membres de la Commission, on coupait court à l'épidémie en leur faisant changer de position. »

COMMENTAIRE. — On changeait ainsi leur eau potable.

§ IV. HABITANTS DES BORDS DES RIVIÈRES ET DES LACS.

258. — Un grand nombre de médecins, dans tous les pays, professent l'opinion que le choléra se montre surtout sur les bords des rivières et des lacs. » (M. Littré.)

259. — « Cette maladie a suivi assez régulièrement les cours des fleuves, des rivières et des lacs. » (Dr Foy.)

260. — « Le choléra descend la Theiss avec la rapidité de l'éclair. » (M. Littré.)

Il arrive souvent que le choléra remonte le cours d'une rivière au lieu de le descendre. Voici comment cela s'explique :

Les pluies qui, succédant à une longue sécheresse, déterminent l'infection de l'eau de cette rivière, ont eu lieu d'abord dans la partie de son bassin la plus rapprochée de l'embouchure, et successivement jusqu'à la source ; les eaux potables ont donc été corrompues successivement dans le même sens. Les fleuves, qui, comme le Volga, coulent de l'Ouest à l'Est sont dans ce cas. (Voir n° 186, 2° zone, et 151.)

261. — « A Berlin, on a fait la remarque que le choléra cheminait avec les bateaux et les bateliers ; c'est probablement ce fait mal interprété qui a porté quelques médecins à dire que cette maladie suivait les fleuves. » (M. Littré.)

COMMENTAIRE. — Il est tout naturel que le choléra suive les fleuves, puisque la cause de cette maladie est la boisson d'eau corrompue. Voici la raison de cette observation que le choléra chemine avec les bateaux et les bateliers : Les bateliers ne font guère usage en boisson d'autre eau que celle de la rivière où ils se trouvent ; quand ils ont soif, ils puisent de l'eau avec la grande cuiller de bois qui leur sert à égoutter leur bateau, et boivent à même. En temps d'épidémie cette eau est corrompue et les empoisonne, leur donne le choléra.

§ V. Cas des établissements, maisons, etc.

262. — J'ai déjà montré aux n⁰ˢ 225, 226, 227, 228 et 229 que de nombreux établissements de Paris devaient leur immunité à la pureté de leurs eaux potables, et que ceux qui étaient atteints avaient de l'eau corrompue. Je vais ajouter encore quelques faits :

263. — « Les élèves du lycée Saint-Louis où l'épidémie s'était déclarée, sont transportés à Fontainebleau où ils jouissent d'une immunité parfaite. » (Dʳ Rézard de Wouves.)

Explication. — Les élèves de ce lycée avaient échangé l'eau impure de Paris contre l'eau de Fontainebleau renommée pour sa bonne qualité.

264. — « Le 19 juillet 1865, le choléra sévit à Birmingham dans la maison des pauvres. La première victime du fléau a été attaquée à midi et demi ; à 7 heures du soir, 243 enfants et adultes étaient également atteints. » (Bonjean.)

C'est évidemment un empoisonnement par l'eau corrompue.

265. — « Dans une prison de Massassuchets (États-Unis), un prisonnier cellulaire fut pris de choléra, et dans l'espace de 24 heures, 205 prisonniers tombèrent malades sans qu'aucun d'eux eut été en relation avec les autres. » (Bonjean.)

Preuve que la contagion n'y était pour rien. L'eau potable de la prison était sans doute devenue infecte à la suite d'une pluie d'orage survenue en temps de sécheresse : c'était un empoisonnement général. (151.)

§ VI. Cas des ivrognes.

266. — Les ivrognes sont ordinairement des misérables, qui dépensent en un jour le salaire de toute la semaine, ou de la quinzaine ; ils sont donc réduits à ne faire usage que d'eau les autres jours. En outre, le lendemain de leur orgie, ils sont portés à ingurgiter d'énormes quantités d'eau pour apaiser la soif ardente qui en résulte, et pour faire passer l'ivresse plus promptement. Il n'est donc pas étonnant qu'ils soient particulièrement maltraités par le choléra.

§ VII. Enfants nouveau-nés.

267. — « Comme partout, les enfants paient à cette influence une part plus large que les adultes, et on les voit rapidement succomber sous le coup du choléra infantile. » (Dʳ Armieux.)

268. — D'après le Dʳ Vacher, la mortalité est plus grande chez les enfants du premier âge que chez les autres, soit par choléra, soit par les autres maladies zymotiques.

269. — Commentaire. — Les enfants élevés au biberon sont sujets aux atteintes du choléra, parce que l'emploi de cet appareil comporte l'addition d'eau dans la proportion de 25 °/₀ au lait de vache (96) ; en temps d'épidémie cette eau est corrompue ; elle est désastreuse sur des voies digestives aussi délicates. Les autres enfants en bas âge boivent de l'eau ordinaire, ou de l'eau rougie, presque jamais du vin pur ; ils sont donc beaucoup plus exposés que les adultes. Les enfants à la mamelle sont seuls exceptés, parce qu'ils ne boivent pas d'eau. (Voir 420.)

§ VIII. Type intermittent du choléra.

270. — « D'après le Dr Foy, la marche des symptômes, à Varsovie, en 1831, a présenté quelquefois le type intermittent, et, quelquefois le même malade, pendant sa convalescence, qui ordinairement est fort longue, a eu deux ou trois récidives. »

271. — Commentaire. — Cette intermittence, ces récidives étaient dûes à ce que l'on ne privait pas les malades, pendant leur convalescence, de boire de l'eau ordinaire, qui était insalubre, ne soupçonnant pas que ce fut la cause du choléra.

§ IX. Invasion du choléra pendant la nuit.

272. — On a remarqué que le choléra se déclarait chez les individus surtout pendant la nuit. En voici l'explication :

Pour la plupart des gens, le petit déjeuner du matin consiste en café au lait, thé, soupe, toutes choses qui ont été soumises à l'ébullition et ne renferment, par conséquent, aucun être microscopique. Les deux autres repas sont plus copieux et plus rapprochés de la nuit suivante. On y fait usage d'eau rougie, quand on a du vin ; on prend rarement le vin pur. Le repas du soir est ordinairement le plus copieux. Si le choléra est le résultat d'un empoisonnement par l'eau potable devenue corrompue, celle-ci agit comme un poison végétal, puisqu'elle est le résultat de la putréfaction de matières végétales.

§ X. Irrégularité de la marche du choléra.

273. — Dr C. Roussel, (de la Marne) : « La marche du choléra est loin d'être régulière : ainsi, de Dunkerque le choléra passe à Saintes, près Lille, s'étend jusqu'à Saint-Amand, puis Valenciennes, laissant intact pendant plus d'un mois l'arrondissement d'Hazebrouck. »

Commentaire. — Le choléra apparaissant à la suite d'une pluie d'orage qui infecte les eaux potables, il avait plu à Saint-Amand et à Valenciennes un mois plus tôt qu'aux environs d'Hazebrouck.

§ XI. Choléra dit foudroyant.

274. — J'explique l'état de cyanose comme le Dr Netter : « Les évacuations abondantes et répétées ont à peu près privé le sang de sa partie aqueuse sans avoir encore amené l'arrêt de la circulation ; encore une heure ou deux, peut-être, et la déshydratation étant arrivée à son apogée, cet arrêt va avoir lieu à peu près subitement.

Si une personne, parvenue à cet état critique, s'aventure dans la rue pour vaquer à ses affaires, elle est exposée à ce que la circulation du sang s'arrête lorsqu'elle est en marche ; alors, elle tombe, et les passants, ignorant que cet accident n'est qu'un degré de plus dans une maladie dont elle est atteinte depuis quelques jours, disent qu'elle est tombée foudroyée.

§ IX. Ptophylaxie et traitement du choléra.

PROPHYLAXIE.

275. — La prophylaxie, applicable au choléra, doit être la même pour toutes les maladies zymotiques, puisqu'elles ont toutes la même cause générale, l'ingestion d'eau corrompue différant d'intensité ou de nature, ou agissant en des saisons ou sur des tempéraments différents. Dans l'empoisonnement choléra, l'agent toxique, logé dans le tube digestif, est constitué par des êtres microscopiques introduits avec l'eau potable ; si l'on fait bouillir l'eau qui renferme ces organismes, on les détruit, et l'ingestion de ce liquide devient inoffensive. Par conséquent, le meilleur préservatif contre le fléau en question, pendant tout le temps qu'il sévit, consiste à ne faire usage d'autre eau potable que celle qui a bouilli. A l'appui de cette thèse, je vais donner les témoignages de quelques médecins :

276. — « Jameson, dans son rapport sur le choléra-morbus de l'Inde, nous apprend que les indigènes se servent comme remède préventif d'eau bouillie et il cite un riche propriétaire de Calcutta, qui avait un grand nombre d'esclaves à son service, et qui, dans les épidémies les plus meurtrières de choléra, n'avait pas perdu un seul de ses serviteurs, grâce à la précaution qu'il prenait de ne leur laisser boire que de l'eau bouillie. » (Dr Vacher.)

277. — Comme moyen prophylactique, l'eau de boisson aura d'abord été purifiée par l'ébullition, les vases la renfermant étant ensuite tenus couverts. » (Dr Netter.)

278. — D'après le Dr H. Blanc, les régiments, en Amérique, n'avaient rien à redouter de l'épidémie, alors qu'elle sévissait avec le plus de violence, parce qu'ils faisaient exclusivement usage d'eau de citerne, d'eau distillée ou bouillie, et lorsque quelques hommes buvaient de l'eau de rivière, ils étaient pris de diarrhée cholériforme. Ce médecin conseille l'eau de Saint-Galmier ou de Saint-Albin à ceux qui en peuvent faire la dépense.

279. — Moi-même, pendant le choléra de 1865, à Paris, je me suis préservé de tout accident, ainsi que ma famille, grâce à la précaution constante de faire bouillir l'eau potable.

280. — A chaque épidémie de choléra, les Anglais sont beaucoup moins éprouvés que nous. Cela tient surtout à ce qu'ils font un grand usage de thé, même plusieurs fois par jour. Or le thé, c'est de l'eau bouillie.

281. — En conséquence de ce qui précède, je donne les conseils suivants :

1° Prenez l'habitude de faire bouillir votre eau potable en tout temps, mais surtout après une certaine sécheresse, et en temps d'épidémie.

Spécialement, l'addition d'eau prescrite dans l'usage du biberon devra toujours être faite avec de l'eau bouillie. A Paris, cette précaution est indispensable surtout pour ceux qui reçoivent l'eau de l'Ourcq ou de la Seine.

2° Ceux qui prennent leur repas dans les restaurants devront exiger que les carafes n'y contiennent que de l'eau bouillie.

3° Vous éviterez de vous faire servir de l'eau sucrée dans les cafés, à moins qu'on ne vous donne l'assurance que cette eau a été soumise à l'ébullition.

4° Vous éviterez aussi de vous faire servir de l'eau dans laquelle se trouvent des morceaux de glace, celle-ci pouvant provenir d'une eau impure. La glace n'est *sûrement* inoffensive que si elle a été faite avec une eau bouillie.

5° Vous entrerez de préférence dans les établissements dont l'enseigne portera ces mots : « *Ici, on sert de l'eau bouillie.* »

6° Dès qu'un seul cas de choléra se déclarera sur un navire, on y fera bouillir l'eau nécessaire à la boisson de chaque jour, et cette maladie disparaîtra, ainsi que toute diarrhée prémonitoire. Alors, messieurs les contagionistes ne pourront plus suivre la propagation du choléra sur les navires ; ce qui leur paraissait plus facile que sur terre.

7° Le typhus, la dysenterie, le choléra et autres maladies qui sévissent sur les armées en campagne seront évitées par l'ébullition de l'eau potable.

8° Dès qu'on apprendra que le choléra s'est déclaré quelque part à Calcutta, à Astrakan, à Bagdad, etc., on fera parvenir aux habitants de ces villes le conseil de faire bouillir l'eau destinée à la boisson. Si ce conseil est suivi, la maladie cessera, et ses ravages n'existeront plus que dans l'histoire.

282. — Les familles qui prendront l'habitude de faire bouillir leur eau potable seront à l'abri de toutes les maladies zymotiques ; les enfants surtout n'auront plus ni rougeole, ni variole, ni fièvre typhoïde, ni coqueluche, ni croup ; les adultes ne connaîtront plus la phtisie pulmonaire.

Dans Paris, la mortalité par les maladies zymotiques se réduira des neuf dixièmes.

Voir l'instruction relative à l'eau bouillie au n° 458.

282 *bis.* — Au lieu de faire bouillir l'eau potable, on pourrait la corriger par l'addition de rhum, d'eau-de-vie ou d'alcool, ou mieux d'une petite quantité de chaux. L'emploi de cette dernière substance, très-portative, serait surtout utile aux armées en campagne, qui, dans certains cas, n'auraient pas le temps de se livrer aux diverses opérations que comporte l'ébullition.

TRAITEMENT.

SOMMAIRE : — I. Boissons abondantes d'eau bouillie. — II. Les remèdes contre le choléra ne doivent jamais avoir pour but d'arrêter les évacuations. — III. Injections veineuses.

§ I. BOISSONS ABONDANTES D'EAU BOUILLIE.

283. — Les êtres microscopiques, infusoires, algues, ferments, etc., ne peuvent vivre dans un liquide absolument privé d'oxygène. Le ferment ne conserve sa propriété qu'en présence de l'air et de l'humidité. D'après M. Pasteur, on préserve de toute fermentation les matières organiques en les isolant complétement de l'air. Pour que ces organismes, qui existent dans le tube intestinal, et y produisent les désordres du choléra, soient détruits et perdent toute propriété nocive sur les muqueuses, il suffit donc de les noyer dans une grande quantité d'eau bouillie ou distillée, laquelle ne contient absolument point d'air. En même temps, la grande abondance de liquide cédée par le sang, qui d'après le Dr Netter, a pour fonction de détacher le ferment des muqueuses, le livre au courant d'eau bouillie, et il est facilement expulsé au dehors.

Le moyen curatif indiqué est donc de faire ingurgiter aux malades d'énormes quantités d'eau bouillie ou distillée. J'affirme et je vais prouver que ce mode de traitement a toujours réussi :

284. — Le Dr Netter conseille d'administrer aux cholériques de grandes quantités d'eau ordinaire ; il recommande même de n'employer que de l'eau pure, ou bouillie, mais il ne précise pas assez que ce doit être exclusivement de l'eau bouillie. Or, en temps d'épidémie, l'eau même la plus limpide peut être corrompue à des degrés divers, et puisque, en cet état, elle est la cause du mal, elle ne saurait être propre à le guérir.

285. — M. Netter, pour justifier sa méthode, qui consiste à donner aux cholériques d'énormes quantités d'eau, cite les observations d'auteurs anciens et modernes, qui ont sauvé leurs malades par ce moyen ; or, ainsi qu'on va le voir, il s'agissait d'eau bouillie. Je reproduis ces observations :

286. — Traitement d'Hippocrate : « Le malade, 1° but de l'ellébore par dessus de l'eau de lentilles ; 2° ingurgita de l'eau de lentilles tant qu'il pût au milieu de ses vomissements. » (Dr Netter.)

COMMENTAIRE. — De l'eau de lentilles, c'est une décoction de lentilles dans beaucoup d'eau, c'est-à-dire de l'eau bouillie.

287. — Traitement de Sydenham : « Dans le xvᵉ siècle de notre ère, Sydenham préconise à son tour le traitement, faisant ingurgiter douze pintes d'eau de poulet, en trois ou quatre heures au milieu des vomissements. » (Dr Netter.)

COMMENTAIRE. — Eau de poulet, c'est une boisson qui a subi l'ébullition.

288. — Traitement du Dr Rougnon de Magny : « En 1784, un professeur de Besançon, Rougnon de Magny, faisait ingurgiter un baquet plein d'eau de veau dans les 24 heures. « J'atteste, » dit-il, « que depuis 20 ans, j'ai eu le même succès sans aucune drogue. » (Dr Netter.)

COMMENTAIRE. — Le bouillon de veau, c'est encore de l'eau bouillie.

290. — Le Dr Netter raconte ce qui suit :

« Au camp de Châlons, en 1865, un sous-officier d'artillerie atteint du choléra, se plaignait au sous-intendant que par ordre du médecin, on lui refusait toute boisson. » — « Je n'y comprends rien, » dit le sous-intendant, « ayant vu dans le service de M. Netter les cholériques se rétablir rapidement avec les boissons abondantes. » Là-dessus, on fait venir de la pharmacie force pots de tisane ; le malade s'en donne à cœur joie, et le lendemain il est convalescent. »

— Très-bien, M. Netter, mais la tisane, c'est de l'eau bouillie, et non de l'eau ordinaire.

291. — Le Dr Netter n'administre pas lui-même de l'eau ordinaire, mais une boisson bien préférable : de la limonade gommeuse, c'est-à-dire, encore une eau bouillie.

« A l'hôpital de Strasbourg, » dit-il, « au camp de Châlons et à Rennes, j'ai appliqué la méthode ancienne sans préoccupation théorique. Je plaçais devant les malades un infirmier qui leur faisait boire un gobelet après l'autre de limonade gommeuse mélangée d'eau de selz. Au bout d'une dizaine d'heures, les malades rentraient en convalescence. »

COMMENTAIRE. — La limonade est un très-bon remède contre le choléra, et surtout inoffensif, ce que l'on ne peut pas dire de la plupart des remèdes employés dans le traitement de cette maladie. C'est ce qui est confirmé par le récit suivant :

292. — Le Dr Thomas-Longueville, dans son mémoire sur le choléra de la Haute-Marne en 1854, nous raconte qu'il a été pris deux fois de cette maladie, et qu'il s'est guéri à chaque fois, en buvant de la limonade. Il ajoute aussi qu'il s'était fait poser des sangsues ; mais aujourd'hui, que l'on sait combien les saignées sont contraires au traitement, on doit dire que ce médecin s'est guéri par la limonade, malgré les sangsues.

293. — M. Netter blâme un passage d'une instruction du Conseil de santé de Madras, dans l'Inde, ainsi conçu :

« Un des symptômes les plus marquants de cette maladie est une soif ardente et un grand désir d'eau froide, mais nous avons *décidé* que c'est un moyen de destruction qui serait suivi d'une mort prompte : il ne faut donc pas contenter ce désir. »

COMMENTAIRE. — Il est invraisemblable que l'instruction dont il s'agit porte le mot *décidé* ; il doit y avoir : nous avons *reconnu*. Le mot décidé n'aurait pas de sens. On ne décide pas l'existence d'un fait : on la constate, on la reconnaît.

Ce conseil de santé avait parfaitement raison : Le symptôme le plus constant du choléra, comme celui d'un empoisonnement par l'arsenic, étant une soif ardente, inextinguible, et le malade réclamant de l'eau froide avec les plus grandes supplications, il n'est pas possible qu'il ne vienne point à l'idée de tout médecin d'accorder quelquefois ce qu'on lui demande. Mais après quelques expériences, il reconnaît que l'eau froide aggrave promptement la maladie, et hâte le dénouement fatal, et il l'interdit impitoyablement. — Comment en serait-il autrement, puisque l'eau froide est corrompue en temps d'épidémie, et qu'elle est précisément la cause du choléra ?

294. — Je rappelle ici les observations faites par le Dr Foy, à Varsovie, en 1831 : Ses malades succombaient rapidement dès qu'on leur laissait boire de l'eau froide, laquelle était de très-mauvaise qualité.

295. — Dr Netter : « En 1866, à l'hôpital Saint-Antoine, à Paris, M. Lorrain a traité 80 cholériques par l'expectation. Ils pouvaient boire en toute liberté, prenant d'eux-mêmes les vases remplis d'eau placés sur le chevet de leurs lits. La plupart ont succombé. »

Le Dr Netter explique ce dénouement par l'impuissance où ils étaient de prendre eux-mêmes les vases et de boire des quantités suffisantes. Mon explication est bien différente : L'eau de l'hôpital Saint-Antoine, comme celle des rues du faubourg Saint-Antoine, de Charonne et de a Roquette (256) était la plus infecte de Paris, l'eau même qui, selon moi, donnait le choléra en 1865. Comment une plus grande quantité de cette eau aurait-elle pu les guérir ? C'était comme si l'on eût voulu guérir un homme empoisonné par l'arsenic en lui en donnant une plus forte dose. Si M. Netter, qui a guéri tant de cholériques en leur administrant beaucoup d'eau, (qui était de la limonade gommeuse), leur eut donné l'eau du faubourg Saint-Antoine de 1865, ou celle de Varsovie de 1831, ou celle des Indes interdite par le conseil de santé de Madras, ou celle d'Amérique ou des Indes dont parle le Dr H. Blanc, il les eût certainement empoisonnés et tués rapidement. Donc, en disant que la méthode ancienne consistait à administrer de grandes quantités d'eau, M. Netter aurait dû préciser qu'il s'agissait d'eau ayant subi l'ébullition. Et sans doute que beaucoup de médecins, qui ont essayé cette méthode à l'instigation de M. Netter, n'ont pas réussi, parce qu'il n'avait pas précisé que l'eau devait avoir bouilli.

296. — C'est pourquoi l'Académie de médecine n'a pas accueilli, comme elle le méritait, l'invitation que lui faisait M. Netter d'essayer cette méthode. Celui-ci critique amèrement l'Académie à ce sujet ; or, il est impossible que chacun de ses membres n'ait eu l'occasion d'essayer d'administrer l'eau froide de Paris en temps d'épidémie, et de constater qu'elle ne faisait que hâter la mort. Encore une fois, il fallait préciser que l'eau à employer devait avoir été préalablement soumise à l'ébullition.

§ II. Les remèdes contre le choléra ne doivent jamais avoir pour but d'arrêter les évacuations.

297. — Nous avons vu (118) que les symptômes du choléra sont tout-à-fait semblables à ceux d'un empoisonnement par l'arsenic. Dans le cas de ce dernier, le médecin chercherait-il à empêcher les vomissements ? — Non, sans doute, puisque le malade rejette ainsi peu à peu l'agent toxique qui est la cause de son mal. De même, dans le choléra, les évacuations ont pour effet de débarrasser les muqueuses gastro-intestinales de l'agent toxique de l'eau corrompue, infusoires, cryptogames ou ferment ; les arrêter, c'est retenir à l'intérieur la cause du mal : Donc tout remède destiné à arrêter les évacuations doit être proscrit.

§ III. Injections dans les veines.

298. — M. Netter ranime les cholériques alors qu'ils ne donnent plus signe de vie, en injectant dans les veines une grande quantité d'eau à 40°. — C'est l'eau ordinaire qu'il recommande exclusivement. Le succès de ce médecin pourrait s'expliquer par cette circonstance que l'eau, avant d'être employée, a pu être portée à une température assez élevée pour détruire les organismes microscopiques qui constituent l'eau à l'état de corruption.

299. — Il cite les observations des Drs Latta et Lizards, dont les injections veineuses ont réussi ; mais ce n'était pas de l'eau ordinaire qu'ils employaient, c'était de l'eau contenant un sel en dissolution, c'est-à-dire une substance antiseptique.

300. — Les injections veineuses pratiquées par le Dr Lorrain, et d'autres injections racontées par la *Gazette Médicale,* citées par M. Netter, n'ont pas réussi ; pourquoi ? Parce que l'eau de Paris en 1865, et surtout celle de l'hôpital Saint-Antoine où opérait le Dr Lorrain, était corrompue. Je reproduis ici les paroles de cette gazette :

« Les effets ultérieurs des injections aqueuses dans les veines sont variables. La grande majorité des malades retombe, au bout de quelques heures, dans son précédent état de cyanose et succombe. A la vérité, la mort peut être retardée par une deuxième et une troisième injection, mais elle est seulement retardée, et l'espoir d'avoir sauvé le malade est trop souvent déçu. »

M. Netter attribue ces insuccès à la trop faible quantité d'eau injectée. Moi, je l'attribue surtout à sa mauvaise qualité. Si les injections eussent été faites avec de l'eau légèrement salée, avec de l'eau bouillie, ou mieux avec de l'eau distillée, elles eussent certainement réussi, et l'on aurait pu ensuite, en se conformant aux conseils de M. Netter, continuer le traitement par des boissons abondantes.

301. — Toutefois, je crois, avec le Dr Netter, que les injections d'eau dans les veines des cholériques doivent être très-abondantes. En voici la raison : Les déjections alvines et les vomissements répétés sont un moyen employé par la nature pour détacher le ferment des muqueuses et l'expulser au dehors. Mais ce moyen n'a qu'une durée limitée, car ces évacuations se font aux dépens du sang qui est ainsi privé peu à peu de sa partie aqueuse, de sorte qu'il arrive un moment où la déshydratation en est complète, et que la circulation s'arrête : c'est la cyanose. Si l'on injecte dans les veines du cyanosé de l'eau pure, bouillie ou distillée, ou contenant une légère dissolution saline, on restitue au sang l'eau qu'il a perdue ; la liquidité lui est rendue, et il se remet à circuler. Mais les évacuations, par les deux extrémités du tube digestif, continuant tant que le ferment n'est pas entièrement détaché des muqueuses, il faut, sans se décourager, rendre au sang, au fur et à mesure, par l'injection veineuse, l'eau qu'il perd, et c'est pourquoi l'on est amené à introduire ainsi par les veines de grandes quantités d'eau.

302. — Pourquoi le choléra traité dès le début est-il si facile à guérir par l'emploi quelconque d'un des nombreux remèdes si différents sortis de l'imagination des médecins, et devient-il très-souvent mortel lorsqu'il est combattu tardivement ? — Parce que, au début, tous les remèdes ont surtout pour résultat de corriger ou de supprimer l'usage de l'eau ordinaire qui est corrompue et donne le choléra ; et que, aux approches de la cyanose, il n'y a plus qu'un remède efficace : la boisson de grandes quantités d'eau distillée, bouillie, ou légèrement saline, ou mieux l'injection abondante de cette eau dans les veines, ce dernier remède étant alors le seul propre à prévenir la cyanose ou à la faire cesser, en restituant au sang l'eau qui lui manque.

303. — Je résume le traitement du choléra par ce passage du Dr Netter, qui est certainement le médecin qui sait le mieux guérir cette maladie :

« Trois faits positifs dominent dans l'évolution du choléra : l'absence d'eau dans le sang, la présence d'un ferment dans la muqueuse du tube digestif, et une lésion locale superficielle, qui se répare tout de suite, une fois le ferment éliminé. De là les indications correspondantes :

» *a*. Ne pas contrarier les vomissements et les selles qui se trouvent déterminer l'élimination du ferment ; tout, au contraire, favoriser ces évacuations avec des boissons extrêmement abondantes, même après injection faite, si vomissements et selles reparaissent.

» *b*. Durant la période cyanique, s'abstenir de toute prescription pharmaceutique.

» *c*. Rendre au sang l'eau qu'il a perdue ; à cet effet, énorme quantité de boissons aqueuses ; au besoin, injection d'eau dans les veines. » (Je précise : d'*eau bouillie*.)

Nota. — Voir aux n°s 460 et suivants la *réfutation générale de la contagion et du miasme,* applicable au choléra et à toutes les autres maladies épidémiques.

<h2 style="text-align:center">DYSENTERIE</h2>

§ I. LA DYSENTERIE EST LE RÉSULTAT DE L'INGESTION D'EAU CORROMPUE.

304. — En effet : il y a diarrhée prémonitoire pour la dysenterie comme pour le choléra, ainsi que l'affirme le *Nouveau Dictionnaire de Médecine et Chirurgie pratiques*. La diarrhée est donc le prélude, le début de la dysenterie, comme est le prélude, le début du choléra (127) ; or j'ai prouvé que la diarrhée épidémique est due exclusivement à la boisson d'eau corrompue ; donc la dysenterie l'est aussi.

Voir d'autres preuves aux n^os **21** et **461** *bis* et au n° **327** où je reproduis des extraits du mémoire du Dr Gallicier, de Versailles.

L'eau potable, qui donne la dysenterie, paraît être chargée plutôt de la putréfaction des matières animales que de celle des matières végétales ; c'est pourquoi l'autopsie des cadavres de personnes mortes de cette affection y découvre souvent des lombrics dans le gros intestin.

§ II. Circonstances dans lesquelles la dysenterie se déclare.

305. — C'est ordinairement pendant et à la suite de grandes chaleurs succédant à des pluies abondantes. On le reconnaît à la lecture des n°s 44, 63, 65, 68 et 70.

(Voir une addition à la dysenterie, note III).

FIÈVRE TYPHOÏDE

Sommaire : — I. La fièvre typhoïde se rapproche du choléra. — II. Comme pour le choléra et la dysenterie, il y a pour la fièvre typhoïde tantôt diarrhée prémonitoire, tantôt fièvre intermittente prémonitoire. — III. Pathogénie de la fièvre typhoïde. — IV. La fièvre typhoïde a pour cause exclusive l'ingestion d'eau corrompue. — — V. Immunité des quartiers riches dans une ville. — VI. Fièvre typhoïde chez les enfants. — VII. Le transport de la fièvre typhoïde par un navire s'explique par le transport de l'eau potable qui l'a causée. — VIII. La fièvre typhoïde n'est pas contagieuse. — IX. Prophylaxie.

§ I. La fièvre typhoïde se rapproche du choléra.

306. — A ceux qui, après avoir pris connaissance de l'étude précédente sur le choléra, sont convaincus que cette maladie est uniquement le résultat de l'ingestion d'eau corrompue, il me suffira de démontrer la vérité de la proposition mise en titre ci-dessus pour qu'ils regardent aussi la fièvre typhoïde comme produite par la même cause générale.

Je cite :

Le Dr Armieux : « Le choléra doit être rapproché des grandes maladies épidémiques, telles que la peste, le typhus, la fièvre jaune, la *fièvre typhoïde*, les fièvres palustres, les fièvres éruptives. Pour nous, c'est une maladie générale par intoxication. »

Le même : « Deux maladies, entre lesquelles les uns ont vu une certaine analogie, et d'autres un antagonisme, ont sévi en même temps que le choléra, et son apparition, au lieu d'atténuer leur intensité a semblé l'accroître. Je veux parler de la variole et de la fièvre typhoïde, cette variole en dedans. »

Le même : « En 1854, à Toulouse, il y eut 900 décès de plus que la moyenne des autres années. Sur ces 900 décès, il y en eut la moitié par choléra, et l'autre moitié par variole et par fièvre typhoïde.

307. — Les tableaux XXIX et XXX du Dr Vacher montrent aussi que la fièvre typhoïde sévit en même temps que le choléra. On y voit qu'en automne 1865 la mortalité par fièvre typhoïde a été plus grande que dans les trois autres saisons en même temps que par choléra ; elle était en moyenne de 70 décès par jour jusqu'en juillet ; le maximum en a été de 179 en octobre.

308. — « M. Poujade appelle le choléra épidémique une affection typhoïde intense. » (Acad. des Sciences, 1865, note de M. Beauperthuis).

309. — M. Périer, médecin en chef de l'hôpital de Calais :

« Appelé à Saint-Tricat, avec l'idée préconçue de rencontrer le choléra asiatique, je fus frappé du cachet typhoïde dont tous les malades portaient l'empreinte, de sorte que cette maladie tenait à la fois de la fièvre typhoïde et du choléra. » (Académie des Sciences, 1849.)

310. — M. Deleney professe l'identité de prophylaxie et de traitement abortif de la fièvre typhoïde et du choléra. » (Académie des Sciences, 30 octobre 1854.)

§ II. Comme pour le choléra et la dysenterie, il y a, pour la fièvre typhoïde, tantôt diarrhée prémonitoire, tantôt fièvre intermittente prémonitoire. (La première dans les villes, la seconde dans les campagnes.)

Je cite :

311. — Les recrudescences d'endémies, de fièvres typhoïdes, ou les explosions d'endémies de cette affection sont souvent précédées de la prédominance de diarrhées dans les localités que la fièvre doit envahir. » (Dr G. de Mussy.)

312. — D'après Louis, dans la fièvre typhoïde, la diarrhée manque à peine une fois sur trente. (Dr G. de Mussy.)

313. — Comme commentaire à l'observation XLVIII, du Dr Budd, d'après laquelle le nombreux personnel d'un couvent avait été pris pendant deux mois de *diarrhée épidémique,* et, quelques mois plus tard d'une épidémie de fièvre typhoïde, M. Guéneau de Mussy dit qu'il est porté à croire qu'il faut peut-être attribuer ces *diarrhées épidémiques* au mélange des vidanges avec les eaux potables ; il ajoute que les *diarrhées* ne se transformèrent en fièvres typhoïdes que lorsque les déjections d'une fille affectée de cette maladie tombèrent dans la fosse d'aisances du couvent. »

J'enregistre cette antériorité de la diarrhée à la fièvre typhoïde ; quant à la cause attribuée aux déjections d'une malade, je ne puis l'admettre. Le mélange des matières des vidanges à l'eau du puits ayant existé longtemps, c'était un poison lent qui donnait d'abord la diarrhée, et aggravait chaque jour l'état des malades ; en outre, l'eau devenait de plus en plus infecte ; c'est pourquoi la maladie passa de la phase diarrhée à la phase fièvre typhoïde.

314. — D'après le Dr Vacher, en 1865, la fièvre typhoïde a eu son maximum en octobre dans les xviie et xviiie arrondissements de Paris, et la diarrhée épidémique y avait été très-intense depuis le mois de juin.

315. — Le Dr Gallicier, de Versailles, affirme que l'épidémie de fièvre typhoïde, qui a sévi dans cette ville pendant l'hiver de 1872-73, avait été précédée de deux à trois mois de diarrhée. (Voir n° 327.)

316. — En 1876, à Paris, épidémie de diarrhée, depuis le 10 août, suivie après trois ou quatre semaines, d'une épidémie de fièvre typhoïde très-meurtrière.

317. — M. P. Marin, médecin de la Faculté de Montpellier :

« Bon nombre de malades que j'ai soignés, avaient gardé une diarrhée séreuse ou une dysenterie muqueuse deux ou trois mois sans se douter de leur état, qui n'avait, disaient-ils, d'autre inconvénient que de les affamer et de les faire aller à la selle plus souvent que d'habitude. »

318. — Le même : « Dans les villes, la diarrhée est la règle, et la constipation l'exception, puisque suivant une statistique de M. Barth, sur 101 cas, la diarrhée n'a manqué que trois fois. »

319. — « Dans les campagnes, dit encore M. P. Marin, les malheureux pressentent qu'ils sont sous le coup d'une maladie grave ; quelques-uns se plaignent de diarrhée ; d'autres, et c'est le plus grand nombre, de constipation. Parmi les communes (aux environs du Mont-Ventoux), que j'ai eu l'occasion de visiter, il en est quelques-unes qui, par la nature de leur sol et les eaux stagnantes qui les avoisinent, subissent l'influence paludéenne ; on y rencontre très-fréquemment, relativement aux villages voisins, et surtout aux pays montagneux, des cas de *fièvres intermittentes ;* or, c'est précisément dans ces localités que se rencontre le plus grand nombre de fièvres typhoïdes. »

320. — Définition de Louis et Chomel : « La fièvre typhoïde est une pyrexie caractérisée anatomiquement par une altération spéciale des glandes de Peyer, et, pendant la vie, par de la diarrhée ou de la constipation. »

§ III. Pathogénie de la fièvre typhoïde.

321. — L'ingestion d'eau corrompue donne d'abord la diarrhée ; celle-ci persiste deux ou trois semaines, et même deux ou trois mois quand l'eau est médiocrement altérée. Le sujet ne s'en inquiète pas, parce que cette diarrhée ne fait que l'affamer et le rendre un peu faible, sans l'empêcher de vaquer à ses occupations. Mais l'eau corrompue, en déterminant la diarrhée, agit à peu près comme un purgatif léger qu'on prendrait tous les jours et à chaque repas : le corps s'y habitue, et il en résulte de la constipation ou des intermittences. A cette phase de la maladie, les êtres microscopiques de l'eau ingérée n'étant plus détruits, expulsés par la diarrhée, séjournent dans l'intestin grêle, et y déterminent les lésions qui caractérisent la fièvre typhoïde. J'appuie cette explication de la note suivante communiquée à l'Académie des Sciences en 1836 :

322. — « M. de Larroque écrit que, dans le mémoire qu'il a envoyé, il s'est proposé d'établir que l'inflammation des glandes de Peyer et des follicules de Brünner n'est pas la cause de la fièvre typhoïde ; que cette inflammation est l'effet de l'action que les liquides répandus dans l'intestin exercent sur la muqueuse ; que ces deux opinions peuvent se prouver par l'anatomie pathologique et par la thérapeutique. »

323. — M. le Dr Jules Guérin, qui a fait une étude si approfondie et si savante de la fièvre typhoïde, dit aussi : « J'ai montré que les liquides spécialement toxiques de la maladie s'accumulent vers la fin de l'iléon, et y sont retenus en permanence par la valvule iléo-cœcale. Cette stagnation attestée par le gargouillement iliaque, par une plus grande sensibilité à la pression, se démontre d'avantage encore par le nombre, la distribution, les rapports et la gravité variable *des lésions* qui en sont le résultat. »

324. — Ces liquides, dont parlent les Drs de Larroque et Guérin, ne peuvent être que l'eau corrompue prise en boisson. L'inflammation et les lésions dont il s'agit, sont le résultat de l'absorption de cette eau par la muqueuse, de même que les furoncles, chez les gens qui se baignent après une pluie d'orage, sont le résultat de l'absorption de l'eau bourbeuse par la peau. (27.)

La fièvre typhoïde peut encore être le résultat d'une variole non sortie, ainsi que je l'explique au n° 383 *bis*.

325. — Dans les cas où la fièvre intermittente précède la fièvre typhoïde, celle-ci arrive plus promptement parce que les organismes microscopiques de l'eau corrompue ne sont pas expulsés par la diarrhée, et déterminent plus tôt les lésions typhoïdes.

326. — Ces organismes microscopiques sont même transportés dans le sang à travers les canaux chylifères ou la veine-porte ; aussi, d'après M. Bouillaud, dans la fièvre typhoïde, le sang se trouve altéré, et présente le même état de septicité que lorsqu'on a injecté par une veine un liquide septique.

§ IV. LA FIÈVRE TYPHOÏDE A POUR CAUSE EXCLUSIVE L'INGESTION D'EAU
CORROMPUE.

Je puise mes meilleures preuves dans deux brochures : l'une du
Dr Gallicier, l'autre du Dr Guéneau de Mussy.

(*A*) Extraits de la brochure du Dr Gallicier *Sur la constitution médicale épidémique de Versailles pendant l'hiver de 1872-73.*

327. — « Cette constitution médicale épidémique et semestrielle,
développée pendant un hiver humide et relativement doux, deux ans
après les malheurs de la guerre civile et de la guerre étrangère, au
sein d'une ville dont la population a été beaucoup augmentée, et dont
l'eau potable a été troublée, se partage en deux périodes bien distinctes :

« La première, qui a duré près de trois mois, était caractérisée par
des *diarrhées* abondantes, bilieuses, rebelles, attaquant presque tout
le monde, s'arrêtant quelques jours sous l'influence du traitement pour
reparaître ensuite, et se prolongeant chez plusieurs, spécialement sous
l'influence des mauvaises conditions hygiéniques, pendant un mois,
six semaines, deux mois, tandis que chez d'autres elle ne durait qu'un,
deux ou trois jours. C'était la période apyrétique. Cette diarrhée, quelquefois simple, se rattachait le plus souvent à une irritation des voies
digestives, voire même à une entérite ou à une gastro-entérite vers la
fin. Dans cette période, si la fièvre s'allumait chez quelques malades,
c'était passagèrement et isolément, comme une manifestation indivi-
duelle et non comme une manifestation épidémique.

» La seconde période, pyrétique ou fébrile, a duré aussi trois mois.
Dans cette période, *la fièvre s'est développée sur le terrain préparé par
la diarrhée.*

» Voici, en quelques mots, l'énumération des différents cas que j'ai
observés :

1re catégorie : fièvre continue.

2e catégorie : fièvre après une huitaine de jours de diarrhée.

3e catégorie : après quelques jours de diarrhée éclate une fièvre avec
grande céphalalgie, durée trois septénaires.

4e catégorie : d'abord une diarrhée prolongée d'un ou deux mois,
puis la fièvre.

5e catégorie : pas de diarrhée antérieure ; fièvre le premier jour ;
durée d'un septénaire.

6e catégorie : avec ou sans diarrhée, fièvre typhoïde véritable.

Page 42 : » La constitution médicale de Versailles, hiver de 1872-73
ne représente pas seulement une épidémie de fièvre typhoïde, non plus
une épidémie de fièvre rémittente ; c'est un état épidémique, où la

diarrhée a préexisté pendant deux ou trois mois, et où, sur le terrain modifié par elle, se sont développées à la fois des fièvres typhoïdes, des fièvres rémittentes, des fièvres continues simples dites muqueuses, des fièvres intermittentes, des fièvres névralgiques, toutes les formes diverses liées les unes aux autres par un lien commun, le lien épidémique (1). La fièvre muqueuse devient, suivant sa localisation, fièvre muqueuse gastrique, fièvre muqueuse entérique, fièvre gastro-intestinale, fièvre dysentérique.

Page 43 : » Quelle que soit la cause première à laquelle il faille attribuer la diarrhée, l'*altération des eaux*, par exemple, il est certain que cette cause a modifié peu à peu le milieu de l'organisme, et que l'organisme ainsi modifié est devenu un terrain favorable à l'évolution des fièvres désignées.

Page 44 : » Dans cette constitution médicale, il n'est pas douteux que le milieu de notre organisme ait été préalablement modifié soit *par les eaux potables altérées*, ou par une autre cause.

Page 46 : » *Pour les eaux*, le conseil d'hygiène du département s'en étant occupé, je m'en rapporte à ses conclusions, d'autant plus que chacun a pu constater le *goût nauséabond de ces eaux*, en certains jours, sans parler de leur couleur trouble, même quelquefois après filtration. »

Commentaire. — J'ai expliqué au n° 205 comment les eaux de Versailles, autrefois éminemment salubres, sont devenues infectes depuis le séjour de l'armée allemande sur les plateaux qui dominent cette ville. Il était impossible que ces eaux prises en boisson ne donnassent pas les maladies graves dont parle le Dr Gallicier.

(*B*) Extraits de la brochure du Dr Guéneau de Mussy, *Sur la fièvre typhoïde.*

328. — C'est contre la volonté de son auteur que cette brochure me fournit les meilleures preuves que la fièvre typhoïde est exclusivement le résultat de l'ingestion d'eau corrompue.

Les nombreuses observations que ce savant médecin emprunte à divers auteurs anglais, surtout aux Drs Budd et Murchison, peuvent se diviser en quatre catégories distinctes :

1° Celles où la cause indiquée est exclusivement l'ingestion d'eau corrompue ;

2° Celles où elle est attribuée à la fois à cette eau et à ses émanations ;

3° Celles où l'on ne vise que les émanations d'eaux putrides ;

4° Celles où la maladie serait propagée par contagion.

(1) Pour moi, le lien épidémique, c'est l'eau potable corrompue.

La première catégorie comprend les observations VIII, X, XI, XVII, XIX, XXII, XXIII, XXIV, XXIX, XXX, XXXI et une non classée page 41, en tout quatorze observations.

La seconde catégorie, les observations III et XXIII.

La troisième, les observations V, VI, VII, IX, XII, XIII, XIV, XVI, XVIII, XXI, XXVII, XXVIII et XXXII.

La quatrième, les observations de XXXVI à XLIX.

329. — L'observation XXVI (page 17) du Dr Carpenter, peut servir de type à toutes les autres de la *première catégorie* :

« La ville de Croydon a eu trois épidémies violentes de fièvre typhoïde, l'une en 1865, et les deux autres en 1875. Des eaux putrides pénétraient dans les conduites des eaux potables par des fissures où le métal était corrodé. Le Dr Carpenter, qui avait reconnu dans cet état de choses la cause des fièvres typhoïdes, ne parvint à convaincre l'administration municipale de la justesse de ses énergiques réclamations qu'à la troisième épidémie. Des travaux furent exécutés pour prévenir l'introduction des eaux putrides dans les conduites, et il n'y eut plus aucun cas de fièvre typhoïde. »

Commentaire. — Ici les nombreux cas de fièvre typhoïde sont bien dûs exclusivement à l'ingestion d'eau corrompue, et il n'est venu à l'esprit de personne d'attribuer un seul cas à des émanations ou à la contagion ; ni le Dr Carpenter, ni le Dr Guéneau de Mussy n'ont exprimé le moindre doute à cet égard.

(Remarquez, en passant, que les années 1865 et 1875, la première surtout, avaient été très-sèches.)

330. — Je passe à la *seconde catégorie* des observations, où l'on attribue la maladie dont il s'agit, à la fois à l'ingestion d'eau corrompue et aux émanations de cette eau. Exemples :

Obs. III. En 1846, une épidémie de fièvre entérique attaque quinze habitants d'une ferme. Sir R. Christison l'impute aux émanations putrides d'une fosse d'aisances, et à l'infection des eaux potables de la ferme par les infiltrations des matières de la fosse.

Obs. XXXIII. En 1873, une épidémie semblable se déclare dans le fort de Vincennes. M. le Dr Masse l'attribue à l'usage de l'eau d'un puits qui reçoit des infiltrations de matières organiques et aux émanations fétides des fossés.

Commentaire. — Si l'on considère qu'un seul verre d'eau corrompue peut contenir des milliers de vibrions, et qu'on n'a pu en découvrir aucun dans l'air, on reconnaîtra que si les deux causes, ingestion et émanations, agissent ensemble, la première sera toujours mille fois, cent mille fois plus puissante que la seconde. Il est donc souverainement logique, dans les deux observations présentes, de n'admettre que la première cause, et de prononcer cette conclusion : « Si l'eau potable avait été pure, il n'y aurait pas eu d'épidémie. »

331. — M. le Dr Guéneau de Mussy se charge lui-même de me donner raison : A la page 58, au sujet de l'incubation qui, selon lui, n'est admissible que pour les maladies reçues par miasmes ou émanations, il dit : « Les substances toxiques produisent des effets immédiats. Que ce soit un poison végétal ou un poison minéral, c'est peu de temps après son introduction dans l'économie que l'action s'en manifeste. Comprend-on des phénomènes d'empoisonnement se déclarant une ou plusieurs semaines après que l'agent qui les cause a pénétré dans les voies d'absorption ? »

— Oui, docteur ; j'ai prouvé que la diarrhée prémonitoire, ou la fièvre prémonitoire, dure quelquefois plusieurs semaines et même deux ou trois mois avant sa transformation en choléra, en dysenterie ou en fièvre typhoïde. L'eau peut exister à tous les degrés de corruption depuis la plus pure jusqu'à la plus infecte ; l'usage continu d'une eau faiblement altérée peut constituer un empoisonnement *si lent* que ses premiers effets peuvent ressembler à une incubation. (Voir l'opinion du Dr Grimaux de Caux, n° 17.)

Bref, j'ai voulu montrer ceci : Le Dr de Mussy reconnaît que les effets de l'eau corrompue, considérée comme agent toxique, sont incomparablement plus puissants que ceux résultant des émanations. J'en conclus que l'ingestion d'eau corrompue doit être regardée comme la seule cause des épidémies des observations III et XXXIII.

332. — J'arrive à la *troisième catégorie* d'observations, celles où l'on attribue la fièvre typhoïde exclusivement aux émanations.

Je cite textuellement, pour exemple, l'observation XXVII, qui concerne le prince de Galles : « Il avait été invité en villégiature à Scarborough. Son hôte avait fait faire récemment et peut-être pour la circonstance, des travaux dans le château que le prince devait habiter ; on avait notamment réparé les fosses d'aisances, et remué leur contenu ; dans ces fosses aboutissait le tuyau d'un water-closet placé dans l'appartement destiné au prince. Cet appartement fut, avant son arrivée, occupé par lord Chesterfield. Ce dernier fut affecté de fièvre typhoïde en même temps que le prince, et y succomba ; plusieurs gens de la maison furent atteints de la même maladie. »

Commentaire. — Le water-closet de l'appartement du prince était certainement du meilleur système ; la fermeture en devait être hermétique avec courant d'eau constant ; l'odeur de la fosse n'y devait parvenir que le moins possible. Quelle différence avec les millions de cabinets d'aisances de Paris et de toutes les villes grandes et petites ! Même les maisons les plus riches ont des cabinets en communication

directe avec la fosse d'aisances, au rez-de-chaussée, pour les domestiques. Il n'y a pas un endroit de Paris où les émanations des latrines
ne seraient cent fois plus aptes à donner la fièvre typhoïde, que l'o-
deur du water-closet de Scarborough, si ces émanations avaient une
pareille propriété. Or jamais elles n'ont causé de fièvre typhoïde ; les
vidangeurs mêmes se portent bien.

333. — Mais pour que les émanations des fosses d'aisances puis-
sent donner cette maladie, on dira, peut-être, avec le Dr Budd, qu'il
faut que ces fosses aient reçu les déjections de quelque malade typhoïque, comme ce médecin le précise dans l'observation XLVIII. —
Je le veux bien ; mais alors il est évident que presque toutes les fosses
d'aisances de Paris étaient dans ce cas en 1876, pendant l'épidémie de
fièvre typhoïde si violente que M. Guéneau de Mussy affirme n'en avoir
pas observé de pareille depuis 44 ans qu'il fréquente les hôpitaux. En
effet, les milliers d'individus atteints de diarrhée typhoïde, qui, n'étant
pas encore alités, vaquaient à leurs affaires, devaient s'arrêter en ville
chez leurs connaissances, où chez les marchands de vin, où dans les
latrines publiques, et déposer dans les fosses d'aisances leurs déjections possédant l'agent spécifique de la fièvre typhoïde. Dès lors, les
émanations de ces fosses devaient donner la fièvre typhoïde à tous les
habitants des maisons où elles se trouvaient, et bientôt la population
tout entière de la Capitale devait en être atteinte. Rien n'est plus logique. Il n'en a rien été cependant, et cette maladie a à peu près disparu après une durée de 3 à 4 mois. Donc les émanations des fosses
sont absolument impropres à la donner.

334. —Mais je vais bien plus loin ; je prétends que les émanations des fosses d'aisances sont moins aptes à donner la fièvre typhoïde
que l'air ordinaire éloigné de ces fosses. Je le prouve :

Lorsqu'on place sous le champ du microscope une goutte d'eau
corrompue, on y aperçoit des êtres microscopiques en mouvement.
Si, avec une barbe de plume, que l'on a trempée dans l'ammoniaque,
on vient à toucher la goutte d'eau, à l'instant toute vie s'éteint, les
organismes sont détruits. L'ammoniaque est donc une substance antiseptique ; or, ce qui domine dans les émanations des fosses d'aisances,
c'est précisément le gaz ammoniac qui se dégage en abondance des
urines. Il y a donc constamment dans l'atmosphère des cabinets d'aisances un gaz capable de détruire tous les vibrions, tous les germes qui
pourraient y exister.

Concluons donc que si lord Chesterfield, le prince de Galles et les
domestiques de Scarborough ont subi la fièvre typhoïde, c'est que,
sans aucun doute, leur eau potable était altérée par des matières septiques.

Il faut interpréter de même tous les cas de fièvre typhoïde de la même catégorie.

(Voir pour la 4ᵉ catégorie le § VIII intitulé : *Là fièvre typhoïde n'est pas contagieuse.*)

335 *(C)*. — La récente épidémie de fièvre typhoïde à la caserne du Château-d'Eau, à Paris, est évidemment dûe à l'usage en boisson de l'eau du canal de l'Ourcq distribuée dans tout le quartier. On sait combien cette eau est malsaine en tous temps ; et j'ai montré (151), qu'elle le devient bien davantage après une certaine sécheresse suivie de pluie, comme cela a eu lieu en 1876 au mois d'août. Un verre de cette eau contient des milliers de vibrions ; il n'y a donc pas à tenir compte de l'interprétation d'après laquelle quelque vibrion aurait été soulevé du sol de la caserne avec le pied. — Pourquoi s'aventurer dans le domaine de l'imagination en présence des effets si positifs de l'eau impure ingérée ? Les militaires, étant absolument privés de vin, sont plus exposés que les autres aux effets pernicieux de l'eau, et c'est ce qui explique la violence particulière de la fièvre typhoïde à la caserne du Prince-Eugène.

Je crois, avec le Dʳ G. de Mussy, que l'eau potable, qui a reçu les infiltrations des fosses d'aisances, est le véhicule le plus ordinaire de l'agent spécifique de la fièvre typhoïde ; or l'eau du canal de l'Ourcq est dans ces conditions : la navigation étant très-active sur ce canal et dans la rivière de l'Ourcq, les bateliers y sont très-nombreux ; ils y déversent toutes leurs matières excrémentielles ; l'eau y a donc la même composition que celle qui reçoit les infiltrations des fosses d'aisances, surtout après une grande sécheresse.

335 *bis*. — A la même époque, les journaux ont raconté qu'un médecin de la rue du Château-d'Eau avait contracté la fièvre typhoïde en soignant un enfant qui en était atteint. Il est évident pour moi que ce médecin avait gagné cette maladie comme l'enfant, c'est-à-dire en faisant usage de l'eau du quartier qui était la même que celle de la caserne.

M. le Dʳ Vacher a bien voulu me faire le récit suivant : Il donnait ses soins à une petite fille typhoïque habitant avec sa grand'mère : « Prenez bien garde, » dit-il à celle-ci, « votre enfant pourrait bien vous donner sa maladie. » Ce qui arriva en effet. Pour moi, la grand'mère n'a pris la fièvre typhoïde que parce qu'elle buvait la même eau que sa petite-fille ; elle devait être atteinte plus tard parce que les enfants sont plus délicats (338).

336. — L'eau potable n'a pas besoin d'être bien altérée pour produire des effets désastreux chez ceux qui en font un usage immodéré. J'en vais citer un exemple :

Un fonctionnaire de l'Administration des télégraphes est mort de la fièvre typhoïde dans le mois de juillet 1875. Il avait gagné cette maladie de la manière suivante : Ayant la gravelle, il buvait pour se soulager huit verres d'eau tous les matins. Or le Gros-Caillou, où il habitait, est fourni d'eau de Seine emmagasinée dans le bassin de Vaugirard. Cette eau contient des infusoires ainsi que l'a dit le Dr Bouchut; huit verres en devaient contenir en quantité appréciable; c'est cette eau impure qui lui a donné la fièvre typhoïde.

§ V. — Immunité des quartiers riches dans une ville.

337. — Le Dr Vacher fait remarquer que la fièvre typhoïde a sévi avec beaucoup plus d'intensité à Paris, dans les quatre derniers arrondissements habités généralement par des gens pauvres que dans les Ier, IIe, IIIe et IXe. J'ai déjà montré que ceux-ci avaient la meilleure eau potable, et faisaient usage de boissons antiseptiques ou bouillies, tandis que ceux-là n'avaient à boire que de l'eau impure. (Voir 233, 234 et 235.)

§ VI. — Fièvre typhoïde chez les enfants.

338. — D'après le tableau XXX du Dr Vacher, la première enfance de 0 à 5 ans a été la plus éprouvée par la fièvre typhoïde. J'en ai donné la raison au sujet du choléra (269). On donne à boire de l'eau aux enfants à leur naissance et pendant l'allaitement; cette eau étant mauvaise, surtout en temps d'épidémie, les empoisonne.

Les enfants élevés au biberon sont exposés à boire du lait contaminé par l'addition d'eau impure, comme celui dont il est question dans l'observation XXIV (343), puisque l'emploi du biberon comporte l'addition d'un quart d'eau, ainsi que je l'ai expliqué au n° 269.

Les enfants élevés à la mamelle ne sont pas sujets à la fièvre typhoïde parce qu'ils ne boivent pas d'eau (420).

§ VII. — Le transport de la fièvre typhoïde par un navire s'explique par le transport de l'eau potable qui l'a causée.

339. — Dr Guéneau de Mussy : Observ. XXVIII. « Une épidémie de fièvre typhoïde se déclare dans le vaisseau-école stationné sur la Tamise. Un changement de mouillage n'empêche pas la maladie de se reproduire. »

Si elle était dûe à l'eau potable emmagasinée sur le navire, n'est-il pas évident qu'elle devait continuer à sévir après le changement de mouillage? Si l'on avait fait usage sur ce vaisseau du lait contaminé dont il est question dans l'observation XXIV (343), n'est-il pas certain que ce changement ne pouvait rien contre la fièvre typhoïde, et qu'elle devait continuer ses méfaits.?

§ VIII. — La fièvre typhoïde n'est pas contagieuse
(4ᵉ catégorie d'obs., G. de Mussy).

340. — Plusieurs médecins ont essayé d'inoculer la fièvre typhoïde, en introduisant sous la peau du sang ou la matière des déjections de personnes atteintes de cette maladie; ils n'ont jamais réussi. Si elle était contagieuse, n'est-il pas évident que l'inoculation serait un moyen cent fois plus énergique qu'un simple contact, ou que le voisinage d'un malade?

341. — « Comment, » dit le Dʳ Budd (G. de Mussy, p. 59), « comment une propriété aussi importante, aussi fondamentale que la contagion pourrait-elle être un accident? La même chose ne saurait être à la fois féconde et stérile. »

— Évidemment, docteur Budd, et c'est le meilleur argument que vous puissiez nous fournir contre votre doctrine :

Dans les quatorze observations de la 1ʳᵉ catégorie (329), les nombreux cas de fièvre typhoïde n'ont donné lieu à aucun développement par contagion; ceux-là seuls qui avaient bu de l'eau contaminée ont été atteints; les autres sont restés indemnes. Je prie instamment le lecteur d'en prendre connaissance dans le livre de M. G. de Mussy.

342. — Je vais reproduire encore quatre de ces observations en les faisant suivre d'un commentaire laconique :

Obs. XIX. « A Richmond, en 1847, treize maisons qui tiraient leur eau potable d'un même puits souillé par des infiltrations de vidanges, furent envahies par la fièvre typhoïde; les maisons voisines, qui recevaient leur eau d'une autre source, furent épargnées. »

— Pourquoi ces dernières n'ont-elles pas gagné la fièvre typhoïde par contagion?

— On me répondra que c'est parce que leurs habitants n'avaient pas *la réceptivité*..... Lisez les histoires de contagion des observations de XXXVI à XLIX (4ᵉ catégorie); je défie qu'on n'en tire pas la conséquence que les maisons voisines des treize atteintes de l'obs. XIX devaient l'être aussi par contagion.

343. — Obs. XXIV. « Une épidémie de fièvre typhoïde ravage deux des quartiers les plus salubres de Londres. On découvre que toutes les personnes atteintes buvaient du lait de la même laiterie; que ce lait avait été altéré par l'addition de l'eau d'un puits communiquant avec une fosse d'aisances. Dès qu'on eut cessé de faire usage de ce lait, l'épidémie s'arrêta. Le même fait s'est reproduit dans les mêmes circonstances dans plusieurs localités, en particulier à Islington, à Marylebone, Glascow, Jarrow. »

— Pourquoi la contagion n'a-t-elle pas porté la fièvre typhoïde dans les quartiers voisins? — *Ah! ils n'avaient pas la réceptivité!!!*

344. — Obs. XXXI. « La fièvre typhoïde éclate dans un pensionnat de jeunes filles qui boivent une eau contaminée. Les domestiques, qui ne se servent de cette eau que pour leur thé ou leur café, c'est-à-dire après l'avoir fait bouillir, sont épargnées. L'épidémie s'éteint dès qu'on substitue une eau pure à celle qui avait fait le mal. »

— Pourquoi les domestiques chargées de soigner les élèves typhoïques et de faire leurs lits n'ont-elles pas attrappé la maladie ? — *Ah! elles n'avaient pas la réceptivité!!!*

345. — Obs. de la page 41 (non classée): « M. Lindwurn, de Munich, a suivi, du mois de juillet au mois de février, 135 individus jeunes, venus à l'hôpital pour tout autre maladie que la fièvre typhoïde; ils n'avaient jamais eu cette affection, et ils furent couchés au milieu de malades qui en étaient affectés; aucun d'eux ne la contracta, quoiqu'ils fussent restés à l'hôpital au moins quinze jours. »

— *Il paraît qu'aucun de ces 135 individus n'avait la réceptivité!!!*

346. — Mais je laisse l'ironie pour dire que l'immunité de ces gens-là tenait exclusivement à ce que l'eau potable de l'hôpital était de bonne qualité.

Rapprochez ces faits de l'argument du Dr Budd, que je vous répète pour le bien graver dans votre esprit : « Comment une propriété aussi importante, aussi fondamentale que la contagion, pourrait-elle être un accident? La même chose ne peut être à la fois féconde et stérile. »

— Évidemment; mais c'est une preuve que la contagion n'est qu'un rêve.

347. — Ces observations, rapportées par M. de Mussy, si concluantes contre la doctrine de la contagion, ont presque toutes été faites par des médecins anglais. Pourquoi les médecins français n'en racontent-ils pas de semblables? La fièvre typhoïde se comporterait-elle autrement en France qu'en Angleterre? Nos eaux de puits ne seraient-elles jamais contaminées par des infiltrations de nature septique? Notre lait ne serait-il jamais altéré par l'addition de ces eaux?

— Les choses se passent certainement de la même manière des deux côtés de la Manche; mais nos médecins sont contagionistes (peut-être parce que ceux de la Grande-Bretagne le sont fort peu). S'ils eussent été témoins des nombreuses observations de la 1re catégorie, ils eussent sans doute attribué aux émanations et à la contagion tous les faits qu'on y rapporte.

Disons-le bien haut : Si les Anglais sont moins éprouvés que nous par choléra, par fièvre typhoïde, et par les autres maladies zymotiques, c'est surtout parce qu'ils font largement usage de thé, c'est-à-dire, d'eau bouillie, qui est le véritable moyen prophylactique.

348. — Un dernier mot sur cette question :

M. Guéneau de Mussy (page 92) reproduit comme un argument des plus sérieux celui que le Dr Budd tire de l'analogie qui existe entre la fièvre typhoïde et la variole : celle-ci étant essentiellement contagieuse, comme le prouve son histoire, celle-là l'est aussi. — J'admets l'analogie, mais non l'argument, car je prétends prouver pour la variole, comme je l'ai fait pour le choléra et la fièvre typhoïde, qu'elle est aussi et toujours le résultat de l'ingestion d'eau corrompue.

349. — J'ai lu, dans les différents dictionnaires de la Bibliothèque nationale, ce qui concerne la fièvre typhoïde : j'ai constaté que tous ces dictionnaires attribuent exclusivement cette maladie aux émanations et à la contagion, et ne disent pas un traître mot de la boisson d'eau corrompue.

Il paraît que la doctrine de l'Académie de médecine vient de se modifier à cet égard : il résulte, en effet, des discussions qui ont eu lieu au sein de la docte Compagnie, que M. Jaccoud croit, comme M. Guéneau de Mussy, que la fièvre typhoïde est causée tantôt par la boisson d'une eau souillée par des matières fécales, tantôt par les émanations de ces matières.

La première de ces causes, la boisson d'eau viciée, est donc enfin reconnue, proclamée ! La moitié du chemin est fait. Enregistrons ce progrès qui nous permet d'espérer qu'on finira bientôt par la reconnaître comme la seule vraie, non-seulement pour la fièvre typhoïde, mais encore pour toutes les autres maladies zymotiques ; et qu'on abandonnera tout-à-fait cette malheureuse hypothèse du miasme !

PROPHYLAXIE.

§ IX. POUR SE PRÉSERVER DE LA FIÈVRE TYPHOÏDE, IL SUFFIT DE FAIRE BOUILLIR L'EAU POTABLE.

350. D'après ce que j'ai dit aux n°s 275 et 276, il n'est pas douteux que l'ébullition de l'eau ne la purifie en détruisant les organismes microscopiques qui la constituent à l'état de corruption. Si donc on reconnaît que la fièvre typhoïde est exclusivement le résultat de l'ingestion d'eau corrompue, on doit proclamer qu'il suffit, pour s'en préserver, de faire bouillir l'eau destinée à la boisson. C'est ce que j'ai déjà prouvé au sujet du choléra.

M. Guéneau de Mussy préconise cette mesure préventive dans le passage suivant : « Comme la fièvre peut être causée par l'eau dont le malade fait usage, il est important d'examiner celle-ci, et si l'on n'en est pas absolument sûr, de la *faire bouillir* ; il est utile de prescrire cette mesure à toutes les personnes qui, dans la même maison, font usage de la même eau. »

Dans l'observation XXXI (G. de Mussy), on voit qu'au milieu d'une épidémie de fièvre typhoïde, ceux qui n'ont fait usage de l'eau, dont l'ingestion l'a causée, qu'après l'avoir fait bouillir, ont été épargnés.

351. — Ainsi, d'après M. Guéneau de Mussy, on se préserve de la fièvre typhoïde en faisant bouillir l'eau potable ; mais comme ce médecin professe que cette maladie vient de deux causes, l'une existant dans l'eau, l'autre dans l'air; selon lui, l'ébullition ne peut garantir que de la première. Voici un témoignage qui montre que l'ébullition de l'eau potable préserve *toujours* de cette maladie :

« Les paysans chinois qui cultivent le riz, dit M. Voisin (Académie des Sciences, séance du 22 mai 1837), sont exempts des maladies analogues à celles que cause en Europe la culture de cette plante (il s'agit de fièvres continues). M. Voisin, qui a passé huit ans en Chine, a constaté que ces pays font largement usage de thé. Ils en prennent dès le matin, dans l'intervalle de leurs repas, et à leurs repas. »

Le thé. c'est de l'eau bouillie.

352. — Comme conséquence de sa croyance à la transmission de la fièvre typhoïde par les émanations des fosses d'aisances M. le Dr Guéneau de Mussy demande que l'on ferme toutes les bouches d'égout de Paris au moyen de soupapes. M. le Dr Dupouy, rédacteur en chef du journal le *Médecin,* appuie avec énergie la proposition de son confrère.

Or les odeurs des égouts n'ont jamais donné des maladies d'aucune sorte, ni aux hommes qui y sont constamment occupés, ni au dehors. Il y a des égouts dans toutes les rues de Paris ; c'est précisément dans les quartiers riches que l'on a mis en communication les fosses d'aisances avec l'intérieur des égouts, et ces quartiers n'en sont point incommodés.

Ces messieurs n'ont pas réfléchi à l'inconvénient qu'il y aurait à fermer les bouches d'égout avec des soupapes. C'est que les ouvriers chargés de les nettoyer n'y pourraient plus pénétrer sans être aussitôt asphyxiés. L'aération y est nécessaire, et elle ne peut avoir lieu que par les soupiraux placés sous les trottoirs.

MALADIES ÉRUPTIVES

PATHOGÉNIE.

353. — Les maladies éruptives sont la rougeole, la scarlatine, la suette et la variole. Je me propose de prouver qu'elles sont toutes dûes à l'ingestion d'eau, corrompue à divers degrés ou de natures différentes.

Pour expliquer leur mode d'invasion, je les compare à l'urticaire : On sait que cette dernière maladie est attribuée à l'introduction dans l'estomac de moules, crabes, écrevisses, œufs de certains poissons. Les êtres microscopiques, infusoires, cryptogames, ou autres, contenus dans ces aliments, passent du tube digestif dans le sang par le système de la veine-porte et les vaisseaux chylifères, et le sang les transporte à la peau.

Toutes les affections éruptives sont produites de la même manière, non plus par les aliments ci-dessus mentionnés, mais par l'eau corrompue. Il en doit être de même des maladies épidémiques des voies et organes respiratoires ; ce que j'établis plus loin (407.)

ROUGEOLE

SOMMAIRE. — I. Distinction entre la rougeole sporadique et la rougeole épidémique. — II. Les quartiers de Paris atteints de rougeole le doivent à la mauvaise qualité de leur eau potable. — III. Les cas de rougeole attribués à la contagion s'expliquent exclusivement par l'ingestion d'eau corrompue.

§ I. DISTINCTION ENTRE LA ROUGEOLE SPORADIQUE ET LA ROUGEOLE ÉPIDÉMIQUE.

354. — La rougeole est une affection bénigne lorsqu'elle est sporadique, mais elle peut devenir très-grave lorsqu'elle est épidémique.

Pourquoi ? Parce qu'une maladie sporadique est le résultat d'une cause isolée, accidentelle, et, par conséquent, rarement continue, au lieu que la maladie épidémique est due à une cause générale, de longue durée, et qui se rencontre sur tous les points d'une région.

Admettez un instant que la rougeole soit le résultat de l'ingestion d'eau corrompue. Le cas sporadique ne doit affecter que médiocrement l'individu qui en est atteint, parce que, pour peu qu'il se déplace, qu'il prenne quelques repas hors de chez lui, il se soustrait à l'influence pernicieuse de l'eau potable qui existe en sa maison.

Au contraire, lorsqu'il y a une épidémie de rougeole, c'est que l'eau est devenue malsaine dans toute la localité, et on la rencontre toujours pour la prendre en boisson lorsqu'on se déplace dans une certaine limite.

355. — Dans quelques cas, la rougeole prend les apparences de la variole : c'est une preuve que ces deux affections ont même cause ; pour moi, c'est l'ingestion d'eau corrompue à deux degrés différents ou de nature différente.

D'ailleurs, la rougeole et la variole apparaissent souvent ensemble, et les auteurs, qui leur attribuent une origine peu ancienne, les font naître à la même époque,

§ II. Les quartiers de Paris atteints de rougeole le doivent a la mauvaise qualité de leur eau potable.

356. — J'ai déjà dit qu'il fallait distinguer dans Paris, quand il y a épidémie, les quartiers qui reçoivent les eaux pures, telles que celles des Prés-Saint-Gervais, du puits artésien de Grenelle et de la Dhuys, d'une part, de celles de la Seine, de la Marne et de l'Ourcq, d'autre part.

« Les eaux des Près-Saint-Gervais, ou des sources du Nord, » dit le Dr Vacher, « se distribuent dans le xxe arrondissement concurremment avec celles de la Seine et de l'Ourcq. » Or, il est constant que les habitants du quartier de Belleville jouissent seuls (c'était, du moins, ainsi en 1865 et 1866), des eaux des Près-Saint-Gervais, qui ne sont pas assez abondantes pour être données en même temps à d'autres quartiers. Ils ne peuvent recevoir celles du canal de l'Ourcq dont l'altitude est inférieure à la leur.

Il en résulte que le quartier de Charonne, en 1866, à cause de la pénurie des autres eaux, n'était pourvu que de celles de l'Ourq, dont nous avons fait connaître la mauvaise qualité (219), et qui deviennent infectes après la sécheresse. Eh bien ! d'après M. Vacher, c'est précisément dans le quartier de Charonne, (xxe arrondissement, et dans celui contigu du faubourg Saint-Antoine, (xie arrondissement), que la rougeole a sévi avec le plus de rigueur. Je reproduis ce passage en entier :

« Je ferai remarquer que l'épidémie de rougeole, comme celle de variole et de choléra, est purement locale ; qu'elle a sévi avec une grande intensité dans certains arrondissements, sur des points parfois très-restreints, tandis que dans d'autres parties de la Capitale, elle a été nulle ou insignifiante.

« Il existe un îlot du xie arrondissement, placé à l'intersection des rues du faubourg Saint-Antoine, de Charonne et de la Roquette, où s'abattent chaque année des maladies épidémiques. Les quartiers du xxe arrondissement, qui confinent au xie, sont dans d'aussi mauvaises conditions hygiéniques. Sur 824 décès par la rougeole en 1866, les xie et xxe, qui sont contigus et formés par le faubourg Saint-Antoine et Charonne, ont fourni à eux seuls 245 décès, presque le tiers de la mortalité. Je ne comprends pas l'appoint considérable de décès qui serait fourni par les hôpitaux Saint-Antoine, Sainte-Eugénie, maison Eugène Napoléon, où sont admis les malades de ces quartiers ; les 245 décès ont été constatés à domicile. En regard de cette mortalité effrayante du xie et du xxe arrondissements, plaçons celle du ixe et du xvie, qui n'ont perdu que 10 habitants par la rougeole. »

Commentaire. — Les ixe et xvie arrondissements ont de la bonne eau potable ; on y fait surtout usage des eaux des fontaines marchandes par l'intermédiaire des porteurs d'eau (234) ; ils n'ont qu'un chiffre insignifiant de décès par rougeole ; les xie et xxe arrondissements (ou du moins l'îlot formé par les rues du faubourg Saint-Antoine, de Charonne et de la Roquette), ont l'eau potable la plus infecte : ils ont, à eux seuls, le tiers de décès de tout Paris par rougeole, de même qu'ils ont fourni aussi le plus de décès par variole et par choléra. Donc la rougeole est le résultat d'un empoisonnement par l'eau corrompue.

§ III. Les cas de rougeole attribués a la contagion s'expliquent exclusivement par l'ingestion d'eau corrompue.

387. — Les médecins professent que la rougeole se transmet d'un sujet à un autre par contagion ou par infection.

Les deux récits suivants, que j'emprunte au Dr Vacher, *maladies populaires en 1866*, vont montrer avec quelle facilité on donne des interprétations fantaisistes lorsqu'on a une idée préconçue. Ces écrits me fourniront l'occasion de faire voir combien l'explication par l'ingestion d'eau corrompue est plus naturelle :

« Au mois d'avril 1866, le Dr Vacher est appelé auprès d'un enfant qui a un peu d'oppression, une céphalalgie assez intense. Il prescrit le repos du lit et quelques boissons adoucissantes. Quatre jours après l'éruption de rougeole paraît. Dans la même maison habitait une petite fille de quatre ans, qui avait joué avec le petit garçon jusqu'à la veille du jour où celui-ci prit le lit. Vers le dixième jour de la maladie du garçon, la petite fille, qui en était restée absolument séparée, fut prise de rougeole à son tour. » Le Dr Vacher en conclut que la rougeole est contagieuse même pendant la période d'incubation !

M. Roger (Dr Vacher, page 31), raconte qu'il fut appelé auprès d'une petite fille qui présentait les prodrômes de la rougeole. Trois jeunes cousins ou cousines jouèrent avec elle quelques heures ; le médecin apprit qu'ils furent tous les trois pris de rougeole à 5 ou 10 jours d'intervalle de leur visite à leur cousine ; de plus, ils répandirent la maladie autour d'eux, si bien qu'il y eut quinze rougeoles issues de la première.

Commentaire. — Pour moi, toutes ces rougeoles sont dûes à la mauvaise qualité des eaux potables. Dans le premier récit, le petit garçon a pris d'abord la rougeole parce qu'il faisait usage d'une eau impure ; la petite fille l'a prise à son tour parce qu'elle buvait de la même eau dans la même maison, et non parce qu'elle avait joué avec le petit garçon.

Dans le second récit, les trois cousins ou cousines ont gagné la rougeole non pour avoir joué avec leur petit cousin, mais parce que leur eau potable n'était pas meilleure que la sienne. Il en est de même des autres membres de la famille.

358. — Le journal le *Médecin* raconte qu'une dame va voir sa petite fille atteinte de la rougeole dans un pensionnat de Paris. Quelques jours après, ses deux autres enfants, qu'elle garde à la maison, sont pris de rougeole à leur tour. Le rédacteur en conclut que les vêtements de cette dame ont porté la maladie de la petite fille aux deux autres enfants. C'est une interprétation inadmissible. Voici la mienne : L'eau potable était impure à la maison comme au pensionnat ; c'est la cause unique de la maladie des trois enfants.

Faites bouillir l'eau potable et vos enfants n'auront jamais de rougeole.

359. — Comme la rougeole et la variole apparaissent souvent ensemble, les arguments que je donnerai au sujet de la dernière contribueront à prouver encore que l'eau corrompue est la seule cause de la première.

SCARLATINE

360. — « On a vu la rougeole régner épidémique conjointement avec la scarlatine. » *(Encyclopédie méthodique.)*

L'eau potable, qui donne celle-là, diffère sans doute fort peu de celle qui donne celle-ci. Je ne m'étends pas davantage sur la scarlatine ; j'en parlerai plus loin à l'occasion de l'angine couenneuse. (427).

SUETTE

La suette précède ou accompagne le choléra. elle est le résultat de l'ingestion d'eau corrompue.

361. — Le Dr Thomas-Longueville : « L'épidémie fut d'abord une simple suette (dans le département de la Haute-Marne, en 1854), et tous les malades en guérissaient ; mais elle ne tarda pas à se compliquer d'accidents cholériques, et devint bientôt le véritable choléra asiatique, à tel point que vers la fin tous les signes de la suette avaient disparu, et que beaucoup d'infortunés malades périssaient. »

« Cette double épidémie de suette et de choléra, en moins de quatre mois, de juin à septembre, enleva dix mille personnes. »

Commentaire. — Au commencement, il y avait extrême pénurie d'eau potable ; celle qui restait était encore limpide, et chargée seulement de la substance de certaines plantes ; elle donnait une affection éruptive relativement bénigne, la suette, comme en d'autres lieux la rougeole (356) ou la fièvre intermittente (103) ; mais quelques pluies d'orage, qui furent assez fréquentes, ainsi que le dit le Dr Thomas-Longueville, entraînant les matières putréfiées, rendirent les eaux potables plus corrompues, et le choléra fit son apparition.

362. — Le Dr Armieux : « Déjà, en 1849, à Toulouse, on avait remarqué que des épidémies de suette avaient précédé, accompagné ou suivi le choléra. Il en fut de même en 1854, et il n'était plus exact de dire que toutes les influences se taisaient devant celle-là. Il est vrai que la suette a une grande analogie avec le choléra : chez l'une la crise se fait à la peau, chez l'autre sur l'intestin, l'éruption miliaire et les sueurs abondantes étant remplacées par la psorenterie et les déjections séreuses. »

363. — Le même : « En 1849, une épidémie de suette fit de nombreuses victimes dans le département du Gers. »

Commentaire. — Cette épidémie de suette dans le Gers avait lieu en même temps que le choléra dans 57 départements français. Nous avons vu qu'elle existait avec le choléra dans la Haute-Marne et dans la Haute-Garonne. C'était donc la même cause générale qui sévissait dans le Gers sous forme de suette, et ailleurs sous forme de choléra.

Pourquoi cette immunité relative du Gers? — Parce que l'eau potable, que la sécheresse avait rendue pernicieuse, était moins corrompue dans ce département à cause de son élévation, de la rareté des matières putréfiées, et d'eaux croupissantes. (Voir ce que j'ai dit des départements indemnes, 197.)

364. — Il ressort de ce qui précède que les départemeuts élevés ont plutôt des maladies éruptives que le choléra, en temps d'épidémie. C'est ce que nous venons de voir pour le Gers, la Haute-Marne et la Haute-Garonne. (Voir, au n° 376 *bis*, l'épidémie de variole et de suette à Neuhof.)

VARIOLE

Sommaire : — I. Exclusivisme des médecins au sujet de la variole. — II. La variole, en Egypte, est dûe à une eau potable élaborée par une grande sécheresse succédant à une inondation. — Son apogée correspond aux premières pluies abondantes qui mettent fin à la sécherese. L'inondation l'éteint en renouvelant l'eau potable. — III. Les épidémies de variole dans les autres pays apparaissent dans les mêmes circonstances hydrologiques. — IV. Quartiers de Paris particulièrement atteints. — V. Variole chez les enfants du premier âge. — VI. Variole dans les casernes et sur les navires. — VII. Inanité de l'infection et de la contagion varioliques. — VIII. La variole se rapproche du choléra et de la fièvre typhoïde.

§ I. Exclusivisme des médecins au sujet de la variole.

365. — On lit dans le *Nouveau Dictionnaire de Médecine et de Chirurgie pratiques :*

« Variole : maladie éminemment et exclusivement contagieuse et inoculable. — On peut dire que toute discussion doit cesser sur son origine et sa nature. En trois mots, on peut définir la variole et sa curation : *contagion, isolement, vaccination.* »

— Autant de mots, autant d'erreurs ! Malheureusement, c'est la croyance commune à toute la docte faculté.

366. — M. le Dr Guéneau de Mussy voulant prouver que la fièvre typhoïde est contagieuse, reproduit l'argument que le docteur anglais Budd tire de l'analogie qui existe entre cette maladie et la variole : « celle-ci étant essentiellement contagieuse, comme le dit son histoire, celle-là l'est aussi. »

Ce raisonnement pèche par la base : en attribuant à la contagion les cas de variole, on a donné des interprétations, on n'a pas fait de l'histoire. Je vais montrer que l'histoire dit tout le contraire. Mais j'ai le droit de m'emparer de l'argument de ces médecins pour le retourner contre eux, et de conclure que, puisque la fièvre typhoïde est dûe à la boisson d'eau corrompue, la variole l'est aussi.

J'affirme et je vais prouver que pas un seul cas de variole n'est dû à la contagion ni à l'infection ; que cette maladie est toujours le résultat de l'ingestion d'eau corrompue.

§ II. La variole, en Égypte, est due a une eau potable élaborée par une grande sécheresse succédant a une inondation. Son apogée correspond aux premières pluies abondantes qui mettent fin a la sécheresse. — L'inondation l'éteint en renouvelant l'eau potable.

367. — L'Egypte est le pays où la petite vérole sévit le plus fréquemment et avec le plus de fureur. Je vais rappeler les circonstances qui, dans cette contrée, président aux évolutions de cette maladie ; elles sont si bien décrites, si bien établies que rien ne sera plus facile que de remonter aux causes et de les reconnaître avec la plus entière certitude.

Je puise, d'abord, dans deux ouvrages du siècle dernier, l'un du Dr J.-J. Paulet, l'autre du Dr Cantwel.

368. — Extraits de l'*Histoire de la petite vérole,* par J.-J. Paulet, docteur en médecine de la Faculté de Montpellier, ouvrage publié en 1768, à Paris.

« L'Egypte a toujours été regardée comme un foyer de maladies pestilentielles : le Nil y porte tous les ans la fécondité et la mort..... »

« Il n'est pas étonnant que des eaux limoneuses, bourbeuses, chargées de matières étrangères, qui forment différentes mares dans les campagnes qu'elles inondent, entrent facilement dans une fermentation putride, capable de tout infecter. La pourriture de ces eaux devient pernicieuse aux hommes et aux animaux qui *sont obligés d'en faire usage.* »

« Depuis que la petite vérole existe, elle n'a été nulle part ni si commune ni si meurtrière qu'en Egypte ; elle n'a jamais quitté ce pays, et s'y renouvelle toutes les années avec une fureur dont rien n'approche, pas même la peste. « Dans ces régions, » dit Saumaise, « son feu se rallume chaque année, et non-seulement elle y fait périr les enfants, mais ceux d'un âge avancé, même les sexagénaires, et elle attaque deux ou trois fois la même personne. »

« Prosper Alpin (*de medicina Egyptiorum*), s'attacha surtout à découvrir la véritable cause qui renouvelle la petite vérole parmi les Egyptiens ; il était au Grand-Caire où il la voyait renaître sans cesse. Cet observateur judicieux nous fait remarquer que le Caire est traversé par un grand canal, qu'on voit encore aujourd'hui, destiné à recevoir et à contenir les eaux du Nil, pour en fournir à la ville abondamment toute l'année ; les peuples de ces contrées *n'ont d'autre boisson que les eaux du Nil ;* il sont obligés de former des réservoirs, des canaux profonds pour les contenir : Alexandrie ne fut construite sur des colonnes de marbre que pour avoir cet avantage. Lorsque le Nil croît, ses eaux coulent dans le canal du Caire, et s'y soutiennent à la même hauteur que celles du fleuve ; mais ses eaux venant à baisser, il en reste une partie dans le canal qui ne peut plus s'écouler, mais qui s'évapore peu à peu ; ces eaux sont à découvert et exposées sans cesse aux ardeurs d'un soleil brûlant. Lorsqu'elles sont réduites à une petite quantité, elles prennent d'abord une couleur verdâtre, ensuite noire, et qui annonce un commencement de corruption ; les habitants sont obligés néanmoins *de s'en servir pour leur boisson ordinaire* : de telles eaux ne peuvent être que nuisibles. »

« *Vers le milieu du mois de juin,* qui est le temps où le Nil commence à croître, ces eaux corrompues sont mises en mouvement par les nouvelles qui arrivent, et qui sont presque bouillantes par le long trajet qu'elles font sous la zone torride. Leur mélange est suivi d'une espèce d'effervescence, d'un bouillonnement subit *qui élève des vapeurs fétides* qui troublent l'air ; et c'est dans ce temps surtout qu'on observe parmi les enfants qui habitent les bords de ce canal, ces petites véroles contagieuses et pestilentielles qui font tant de ravages parmi eux, et qui portent la désolation dans les familles ; c'est alors que ces tendres mères sont obligées de quitter ces bords funestes, et de transporter ailleurs leurs enfants, crainte qu'ils ne périssent tous de la petite vérole. Voilà la cause, selon ce judicieux auteur, qui renouvelle sans cesse les épidémies de petite vérole parmi les habitants du Grand-Caire ; soit qu'on l'attribue *aux vapeurs fétides* qui s'élèvent de ces eaux, et qui les frappent d'une manière subite et immédiate ; *soit à l'usage (ce qui est encore plus vraisemblable), qu'on est obligé d'en faire dans tous les temps. »*

369. — Extrait du tableau de la petite vérole par Cantwel, publié en 1758 :

« L'inondation du Nil commence *vers le milieu de juin* et croît jusqu'au *mois d'août*, 8 à 10 pouces par jour, et diminue ensuite insensiblement jusqu'au *mois de mai*. Cette inondation est causée par les pluies qui tombent sur les montagnes d'Éthiopie, et dont la quantité règle toujours la hauteur du débordement, tantôt à 18, tantôt à 24, tantôt à 26 coudées. »

« Pendant l'inondation, toutes les maladies cessent ; mais dès que les eaux se sont entièrement retirées, ces maladies recommencent et la peste ne tarde pas à reparaître.

» L'Égypte est le seul pays de l'Univers, que nous sachions, où se trouvent les causes naturelles de la peste. Un pays aride, où il ne pleut jamais, et où l'on ne voit ni neige, ni frimats, excepté sur les bords de la Méditerranée ; un vent brûlant du midi, des plaines de sable du même côté, que le campsin enlève et emporte avec soi, des eaux croupissantes dans les plaines, avec une quantité prodigieuse de limon infect, et de cadavres d'insectes et de poissons qui y pourrissent, tant de causes réunies ne peuvent manquer de produire des effets si funestes. »

370. — Commentaire. — Dans les extraits que je viens de citer, je constate les faits suivants :

1° Il ne pleut jamais, ou à peu près, en Égypte. L'eau, qui féconde les terres et sert de boisson en ce pays, est apportée par le Nil qui la reçoit des montagnes d'Éthiopie, où il pleut abondamment en mai, juin et juillet.

2° Les habitants d'Alexandrie et du Caire et de tout le reste du bassin du Nil, en Égypte, n'ont d'autre eau potable que celle de ce fleuve qu'ils ont recueillie dans des canaux ou réservoirs pendant l'inondation.

3° *Vers le milieu de juin,* c'est-à-dire, quand la crue est commencée, les petites véroles sévissent avec le plus d'intensité.

C'est ce que j'ai déjà montré pour le choléra (151) et pour d'autres maladies (182 et 182 *bis*). Il en doit être ainsi nécessairement : Les premières pluies survenues en Éthiopie après une sécheresse de huit à neuf mois consécutifs, entraînent toutes les matières organiques accumulées sur le sol pendant ce temps, et les eaux du Nil acquièrent leur maximum de corruption. Ces eaux arrivent au Caire dans les premiers jours de juin, et après qu'on en a fait usage pendant une semaine ou deux, la petite vérole sévit avec la plus grande fureur, *vers le milieu de juin.*

Mais les pluies suivantes en Éthiopie trouvent de moins en moins des matières organiques à entraîner, et l'eau du Nil devient de moins en moins infecte. Quand l'inondation, en Égypte, a lavé toutes les mares situées dans le bassin du fleuve, quand toutes les matières putréfiées ont été emportées, les réservoirs ne contiennent plus que de l'eau de bonne qualité ; alors les habitants ne sont plus empoisonnés par une eau corrompue : *toutes les maladies cessent. Ainsi, c'est lorsque la petite vérole est à la veille de s'éteindre complétement par l'inondation, qu'elle sévit avec le plus de violence.*

4° A partir du mois d'août, l'inondation décroît. Dès que le fleuve s'est entièrement retiré, les eaux potables croupissent de nouveau et se corrompent, et les maladies ne tardent pas à reparaître.

Prosper Alpin signale deux causes distinctes pour la production de la petite vérole : ou *les vapeurs fétides* qui s'élèvent des eaux corrompues, ou *ces eaux elles-mêmes prises en boisson ;* mais la seconde lui paraît *plus vraisemblable.*

Pour moi, c'est la seule vraie : en effet, les *vapeurs fétides* ne pourraient être *une cause permanente* du mal, parce que les vents les emportent tantôt d'un côté, tantôt d'un autre ; en outre, nous voyons que lorsqu'elles troublent le plus l'air, vers le milieu de juin, et devraient être le plus communicatives, ces maladies sont à la veille de cesser. Au contraire, les *eaux corrompues prises en boisson sont une cause permanente* depuis l'automne jusqu'au retour de l'inondation qui les remplace par des eaux saines. *Donc l'eau potable seule fait et défait la petite vérole.*

Est-il possible que la boisson des eaux du Nil emmagasinées dans les réservoirs ne cause pas des maladies graves ? Ces eaux qui deviennent verdâtres, puis noires, qui croupissent pendant neuf mois, sont incomparablement plus chargées d'algues et d'infusoires que ne l'étaient celles des réservoirs de Paris en 1858, 1861 et 1865 (15, 20 et 236).

L'usage quotidien de ces eaux doit donc être cent fois, mille fois plus apte à donner la variole que l'inspiration de l'air situé au-dessus. Entre ces deux causes, le choix n'est pas douteux : l'une est positive, réelle; l'autre imaginaire. (Voir l'opinion du Dr Guéneau de Mussy sur les effets comparés de l'eau et de ses émanations (331).

371. — Quant à la propagation du mal par contagion, d'homme à homme, d'enfant à enfant, elle est encore moins sérieuse : il est évident qu'ici chacun est empoisonné par l'eau infecte qu'il boit et non par celle qu'un autre a bue. De même que, si quelqu'un à côté de moi s'empoisonne par l'arsenic, son contact ni sa respiration ne m'empoisonneront.

372. — Voici un médecin de grande valeur qui pense comme moi : M. Clot-Bey : « Il est des maladies incontestablement transmissibles par virus, qui prennent le caractère épidémique, comme la petite vérole, que l'on prétend pouvoir se communiquer aussi par infection miasmatique ou par contact médiat. Mais les exemples que l'on a rapportés à cet égard ne peuvent-ils pas être attribués aussi à l'influence épidémique, et n'être que des coïncidences, comme je suis porté à le croire ? »

373. — COMMENTAIRE. — L'influence épidémique de la variole réside uniquement dans l'eau devenue corrompue dont tout le monde fait usage, et qui affecte plus ou moins chaque individu selon qu'il en prend plus ou moins ; affection qui peut être neutralisée plus ou moins selon la nature des aliments et des boissons antiseptiques.

§ III. LES ÉPIDÉMIES DE VARIOLE DANS LES AUTRES PAYS APPARAISSENT DANS LES MÊMES CIRCONSTANCES HYDROLOGIQUES. — ÉPIDÉMIES A PARIS, A RUEIL, A CONFOLENS, A MARSEILLE, A NEUHOF.

ÉPIDÉMIES DE VARIOLE A PARIS.

Nous avons déjà vu, au n° 32, que la grande sécheresse, précédée d'inondation, avait amené la corruption des eaux potables, cause des épidémies de variole des années 1802-3, 1857 et 1861-62.

Je vais donner quelques détails sur cette dernière et sur celle de 1865.

374. — Le tableau V se rapporte à l'épidémie de variole de 1861-62, et résulte de la comparaison du tableau XXII du Dr Vacher et du relevé des cotes les plus hautes et les plus basses de chaque mois de la Seine.

TABLEAU V.

		Cotes les plus hautes et les plus basses de la Seine de l'échelle du Pont-Royal, d'après M. l'Ingénieur Lemoine.	Nombre de décès par variole à Paris, D'après le Dr Vacher.
	Juin	$+0^m,70$ / $+0^m,35$	32
	Juillet	$+0^m,82$ / $+0^m,38$	34
	Août	$+0^m,60$ / $+0^m,08$	38
1861	Septembre	$+0^m,23$ / $-0^m,15$	60
	Octobre	$+0^m,40$ / $-0^m,12$	115
	Novembre	$+1^m,50$ / $+0^m,00$	89
	Décembre	$+2^m,21$ / $0^m,85$	85

1862	Janvier.	$2^m,45$ / $0^m,80$	100
	Février.	$3^m,63$ / $2^m,80$	80
	Mars.	$2^m,17$ / $1^m,50$	77
	Avril.	$1^m,75$ / $0^m,70$	49

On voit que les décès par variole augmentent avec la sécheresse jusqu'au mois d'octobre, où la différence des cotes est de 52 centimètres (de $+ 0^m40$ à $- 0^m12$.) En ce mois, le nombre des décès est de 115. Il y a une légère diminution en novembre et en décembre, mais après de nouvelles pluies marquées par les cotes, en décembre, de 2^m21 et, en janvier, de 2^m45, la mortalité remonte à 100. A partir de janvier, elle va en décroissant, parce que les pluies ont assaini les eaux potables (cote en février, 3^m63.)

375. — La même coïncidence se remarque dans le tableau VI relatif à l'année 1865.

TABLEAU VI.

1865		Cotes les plus hautes et les plus basses de la Seine à l'échelle du Pont-Royal, fournies par M. l'Ingénieur Lemoine.	Nombre de décès par variole à Paris, d'après le Dr Vacher.
	Juin.	$0^m,64$ / $0^m,00$	18
	Juillet.	$0^m,48$ / $0^m,81$	36
	Août.	$0^m,40$ / $-0^m,10$	30
	Septembre.	$0^m,30$ / $-0^m,72$	63
	Octobre	$0^m,39$ / $-0^m,52$	113
	Novembre.	$0^m,70$ / $-0^m,01$	156
	Décembre.	$1^m,20$ / $0,^m20$	129

On voit que la mortalité par variole va en augmentant du mois de juin au mois de novembre inclusivement, à mesure que la sécheresse augmente ou se prolonge.

Le maximum des décès a lieu en novembre, alors que la sécheresse

ayant duré le plus longtemps, le niveau, par suite de pluie, s'élève à
0ᵐ70. Ce qui a déterminé le plus haut degré de corruption des eaux
par l'entraînement des matières en putréfaction de la surface du sol
et des mares infectes. Ensuite, en décembre, une crue élève le niveau
à 1ᵐ20 ; elle assainit un peu les eaux potables, et fait diminuer le
chiffre de la mortalité.

Si le Dʳ Vacher eut prolongé son tableau de deux ou trois mois, on
aurait vu la variole s'éteindre peu à peu, les crues ayant été considérables à partir du 14 janvier.

376. — Il y a eu de violentes épidémies de variole à Paris, surtout en 1719, en 1723, 1802, 1803 ; or les eaux de la Seine en ces
années-là avaient été exceptionnellement basses, et, par conséquent,
très-corrompues. Les Parisiens ne faisaient guère usage à cette époque
pour leur alimentation que de l'eau de la Marne et de la Seine, puisque
le puits artésien de Grenelle n'existait pas, ni la dérivation de la
Dhuys, etc. C'est ce qui explique cette mortalité si grande par variole.
Aujourd'hui, une grande partie de la population est à l'abri de l'épidémie pour deux raisons : D'abord, parce que les eaux de bonne qualité, puits artésien, Dhuys, Vanne, remplacent un volume équivalent
d'eaux de la Seine et de l'Ourcq ; ensuite, parce qu'on fait un usage
plus grand de vin, de liqueurs, de café, de thé et d'autres boissons
ayant subi l'ébullition.

376 *bis.* — Pour les épidémies qui suivent, je n'ai pas trouvé,
dans les documents que j'ai consultés, la circonstance de l'inondation
précédant la sécheresse, mais celle-ci y est mentionnée, et je la regarde
comme la condition *sinè quà non* de ces épidémies.

Epidémie de variole à Rueil (Seine-et-Oise), en 1863, d'après le
Dʳ Chairou.

« Pendant le courant, et surtout vers la fin de juillet et le commencement du mois d'août, la température s'éleva à un degré de chaleur
tout-à-fait inusité. Il régna *une telle sécheresse qu'un grand nombre de
sources,* qui avaient toujours fourni de l'eau au pays, *furent taries.*
La température extérieure s'éleva jusqu'à 35 ou 36° centigrades. »
(Dʳ Chairou.) (Voir à la fin, note IV, comment les eaux de source deviennent corrompues.)

Le tableau VII montre la relation de cause à effet entre la corruption de l'eau potable et le chiffre des varioleux de cette localité pour
chaque mois.

La 4ᵉ colonne contient le chiffre des cas de variole ; la 2ᵉ colonne
la hauteur de pluie à l'Observatoire de Paris ; la 3ᵉ les cotes de la Seine
à l'échelle du Pont-Royal, Rueil étant très-proche de la capitale, et
devant être à peu près dans les mêmes conditions hydrologiques.

TABLEAU VII.

	Mois.	Hauteur de pluie.	Cotes de la Seine.	Cas de variol
	Janvier.............	38^{mm},4	$\{$ 3^m,30 / 2^m,30 $\}$	17
	Février...........	8,3	$\{$ 2^m,65 / 1^m,25 $\}$	12
	Mars..............	24,2	$\{$ 1^m,80 / 1^m,05 $\}$	8
	Avril..............	10,4	$\{$ 1^m,50 / 0^m,88 $\}$	12
1863	Mai...............	27,3	$\{$ 1^m,00 / 0^m,50 $\}$	24
	Juin...............	45,1	$\{$ 0^m,60 / 0^m,09 $\}$	30
	Juillet............	23,7	$\{$ 0^m,80 / 0^m,10 $\}$	25
	Août.............	24,7	$\{$ 0^m,25 / —0^m,25 $\}$	14
	Septembre.........	59,0	$\{$ 0^m,90 / 0^m,05 $\}$	8

COMMENTAIRE. — Les mois de février, mars et avril ont été fort peu
pluvieux ; les cas de variole se maintiennent entre 12 et 8 par mois.
Én mai, il y a 27^{mm} de pluie ; les immondices du sol sont entraînées
partiellement dans les ruisseaux et les sources, et les eaux potables
deviennent pernicieuses : il y a 24 cas de variole. En juin, la pluie est
presque double (45^{mm}) ; nouvel entraînement des matières putréfiées ; le niveau de la Seine diminue, n'étant pas entretenu par les
eaux souterraines : 30 varioleux. En juillet, moins de pluie : les cas
se réduisent à 25. En août encore moins de pluie, les eaux sont
moins troublées, les matières organiques ayant été entraînées précé-
demment : 14 cas seulement. En septembre, 59^{mm} de pluie : les eaux
de source deviennent abondantes et plus pures : il n'y a plus que
8 varioleux, qui sont les derniers.

Epidémie de variole à Gonfolens (Charente), en juillet, août et septembre 1842, d'après le Dr Lagarde.

« Pendant et après les *chaleurs sèches et brûlantes* du mois de juillet,
et l'éclat solaire de la première quinzaine du mois d'août, qui nous
inondait d'une lumière si éblouissante, que personne ne pouvait trouver un état analogue dans les années précédentes, notre ville a vu
éclater parmi ses habitants des maladies pustuleuses et éruptives. »

376 *ter.* — *Epidémie de variole* à Marseille, en 1828, d'après le
Dr D.-M. Robert et A. Gilly, pharmacien.

Dr D.-M. Robert : « Du 1er mai au 31 juillet, la variole, à Marseille a enlevé 1071 individus. Cette épidémie l'emporte, sans contredit, en intensité, sur toutes celles qui ont été décrites jusqu'à ce jour. Je vous écris dans ce moment (14 août 1828), sous un ciel de feu, où l'air est embrasé, depuis trois mois, par une chaleur constante de 24 à 25° R. et où *la terre, privée de pluie* depuis la même époque, ressemble à une fournaise ardente. »

A. Gilly, parmi les causes de la variole, signale celles-ci : « Il y a une partie de la ville où l'eau n'arrive pas ; là où elle arrive, elle manque totalement par la raison de la sécheresse. Excessive chaleur qui a commencé à l'époque de l'invasion de la maladie, et a augmenté l'épidémie ; grande chaleur survenue au printemps ; *sécheresse pendant tout l'été* ; l'air altéré. »

« Décès d'après les registres de la mairie : mai, 204 ; juin, 438 ; juillet, 429 ; août, 264 ; septembre, 88. En outre, 125 pour les mois d'octobre, février, mars et avril. Total, 1548 décès, sur 6560 atteints de variole. »

377. — *Epidémie de variole et de suette miliaire* à Neuhof, banlieue de Strasbourg, en décembre 1856 et janvier 1857, d'après le Dʳ A. Robert.

« Une grande forêt touche au Neuhoff ; elle est envahie par les eaux des deux anciens bras du Rhin qui la traversent. Ces eaux sont stagnantes aujourd'hui par suite d'une baisse considérable du Rhin. La place occupée par le village faisait autrefois partie du lit du fleuve ; c'est un terrain d'alluvion formé de gravier recouvert d'une couche légère de terre végétale. Des fumiers et de nombreuses mares d'eau se trouvent autour des habitations et en vicient l'air. Au centre, près de l'église protestante, une mare d'eau croupissante de 15 mètres de large. Il y a de nombreux marais dans le voisinage. Pendant l'épidémie le Rhin *était excessivement bas.* Les habitants boivent peu de vin.

Commentaire. — A cette époque, les eaux des puits, qui recevaient les infiltrations des mares, devaient être infectes ; elles empoisonnaient les habitants du village et leur donnaient la variole.

Le Dʳ A. Robert dit encore : « Plusieurs malades ont eu une variole compliquée de suette. Là suette est contagieuse, non en ce sens qu'on n'est pas atteint pour avoir touché un malade en sueur ; mais elle est transmissible à un haut degré, puisque lorsqu'il y a eu un malade dans une maison, les 3/5 des habitants de cette maison ont été atteints. »

Commentaire. — Les 3/5 des habitants de cette maison ont pris la suette comme le premier malade par la boisson d'eau corrompue, et non par contagion.

377 *bis*. — Autre passage du Dʳ A. Robert : « Nous ne savons à quoi attribuer la plus grande rareté des cas dans la première enfance, bien que plusieurs mères atteintes de la suette aient continué à allaiter leurs enfants d'après nos conseils ; ce qui prouverait en faveur de la non-contagion.

COMMENTAIRE. — L'immunité de ces enfants s'explique par l'absence de boisson d'eau. Si cet habile médecin eut conseillé à leurs mères de leur refuser le sein, et de le remplacer par le biberon qui comporte l'addition d'un quart d'eau au lait de vache, ils eussent été atteints de la suette.

NOTA. Les deux derniers commentaires s'appliquent aussi à la variole. (379.)

§ IV. QUARTIERS DE PARIS PARTICULIÈREMENT ATTEINTS DE LA VARIOLE.

377 *ter.* — Dans les développements relatifs à la rougeole, nous avons vu que cette maladie avait fait de très-nombreuses victimes dans le XIe et le XXe arrondissement. Je prouvais qu'il fallait attribuer cette mortalité exceptionnelle à la mauvaise qualité des eaux potables distribuées à l'agglomération formée par les rues de Charonne, du faubourg Saint-Antoine et de la Roquette, lesquelles eaux provenaient de la rivière de l'Ourcq, la plus infecte de Paris, au dire de M. Belgrand.

Il en est de même pour la variole. C'est, en effet, à cette conclusion que me conduit l'examen du tableau de la variole par arrondissement, du Dr Vacher. Ce tableau contient les totaux des décès pour six années, de 1860 à 1865.

Le chiffre des décès du XIe arrt y est de 145. Rapport à la mortalité.   »

Celui du XVIIe	—	97	—	1.20
Celui du XVIIIe	—	155	—	1.24
Celui du XIXe	—	132	—	2.04
Celui du XXe	—	87	—	1.24

En comparant les Ier, IIe, IIIe et IXe arrondissements qui figurent parmi les plus riches avec les XVIIe, XVIIIe, XIXe et XXe qui sont classés parmi les plus pauvres, le Dr Vacher établit que la mortalité par variole est quatre fois plus grande, toute proportion gardée, dans le XIXe arrondissement (Buttes-Chaumont) que dans le IXe (Opéra). Il en conclut que c'est la misère qui a livré l'un à l'épidémie, et le bien-être qui a préservé l'autre. Cela n'est pas exact : l'arrondissement de l'Opéra avait une eau salubre, celle du puits artésien de Grenelle ; en outre presque tout le monde y faisait usage de l'eau des fontaines marchandes, livrées par le porteur d'eau (234) : c'est la raison de son immunité ; les quatre derniers arrondissements n'avaient que les eaux de la Seine et de l'Ourcq, à l'exception du quartier de Belleville desservi par les sources pures du nord : c'étaient ces eaux infectes qui causaient leurs maladies. On le voit bien dans le chiffre de décès un

peu moindre du xxe arrondissement, dont une partie (Belleville), est
restée indemne parce qu'elle avait des eaux de bonne qualité.

378. — La fortune, cependant, je l'ai déjà dit, procure des
moyens préservatifs ; elle permet l'usage du bon vin, des liqueurs, de
café, de thé, de tisanes, toutes choses qui corrigent ou remplacent
l'eau corrompue. Cette rectriction admise, les riches ne sont pas plus
épargnés que les pauvres lorsque les eaux potables sont de même provenance pour toute la population d'une même ville. C'est ce que
constatait pour Marseille un rapport du Préfet des Bouches-du-Rhône
en 1865.

§ V. Variole chez les enfants du premier age.

379. — Je lis ces paroles étranges dans !le *Dictionnaire encyclopédique du XIXe siècle* : « Si les enfants de quelques mois seulement
sont moins sujets à la petite vérole, cela tient à ce que, à cet âge, les
communications sont rares avec les malades. »

— Allons donc ! Ces communications sont-elles différentes lorsque
les enfants sont sevrés ? — Le motif vrai, le seul satisfaisant, le voici :
La variole étant exclusivement donnée par la boisson d'eau de mauvaise qualité, les enfants à la mamelle en sont naturellement exempts,
puisqu'ils n'en boivent pas. (Voir 377 *bis* et 420.) Il en est autrement
de ceux qui sont élevés au biberon : Le lait de vache dont on emplit
cet instrument, étant additionné d'un quart d'eau, ces derniers sont
exposés aux maladies que donne la boisson d'eau, diarrhée, rougeole,
variole, fièvre typhoïde (voir 269) selon le degré de corruption de ce
liquide.

§ VI. Variole dans les casernes et sur les navires.

379 *bis*. — Dans les casernes, les militaires sont particulièrement exposés à contracter cette maladie. A l'appui de cette proposition, je cite les paroles suivantes du Rapport de M. Bulloz, sur l'épidémie de Besançon en 1840.

« La variole a sévi dans l'hospice Saint-Jacques, mais surtout dans
les salles militaires. » (De février à juillet.) « En décembre, il y a eu
une recrudescence qui s'est attaquée d'abord à des soldats de la caserne d'Arènes. »

La rigueur exceptionnelle de la variole sur les militaires s'explique
par cette considération qu'on ne leur donne pas de vin, et qu'ils font
exclusivement usage d'eau, qui est corrompue en temps d'épidémie.

C'est pour le même motif qu'ils sont également plus sujets au choléra (229) et à la fièvre typhoïde (335).

379 *ter*. — La variole sur les navires est dûe exclusivement à la boisson d'eau dont on a fait provision dans le port où sévit cette maladie.

§ VII. Inanité de l'infection et de la contagion varioliques.

380. — La variole est-elle contagieuse ? Attaque-t-elle les personnes qui se trouvent sous le vent des lieux où elle sévit ?

Réponse : Si elle est le résultat de l'ingestion d'eau corrompue, non ! car alors ceux-là seuls qui font usage de cette eau sont atteints.

Ces deux causes : empoisonnement par l'eau potable, et contagion sont évidemment exclusives l'une de l'autre.

Le pus variolique est une substance liquide, que l'on peut saisir avec une lancette ; c'est un virus, un ferment, un amas d'êtres microscopiques dans un liquide. Que si l'on veut parler d'une évaporation de ce pus, ne perdrait-il pas son organisation en passant à l'état gazeux, en se mélant à l'air qui est 770 fois plus léger que l'eau ? La période de dessication des pustules de variole dure de 8 à 10 jours ; cette dessication est continue ; dans chaque seconde, la quantité qui s'évapore dans l'air est mille fois plus petite que chacun des germes ultramicroscopiques qu'une pustule pourrait contenir. Chacun de ces germes en passant dans l'air se diviserait en mille fractions ; il ne serait plus organisé, ne pourrait plus reproduire un virus. Mais ce n'est pas même le pus variolique qui s'évapore, ce n'en est que la partie aqueuse ; ce qui le prouve, c'est que les croûtes qui se détachent dans la desquammation conservent toute leur propriété, et peuvent être utilisées pour inoculer la variole.

Avouez-donc que ce mode de propagation de cette maladie par l'air, par les vents est purement imaginaire. Au contraire, le passage, dans le sang, par les vaisseaux chylifères et par le système de la veine-porte d'infusoires ou d'algues microscopiques introduites dans le tube digestif avec l'eau corrompue, explique parfaitement l'invasion des humeurs varioliques et l'éruption cutanée.

J'ai montré que c'était par l'usage quotidien d'une eau pareille que les XIe, XVIIe, XVIIIe, XIXe et XXe arrondissements de Paris avaient gagné cette maladie (377 *ter*).

381. — Avril 1877 : On vient de procéder à l'enterrement d'un enfant mort de la petite vérole. Son cadavre ayant été porté à l'église Saint-Thomas-d'Aquin, on a brûlé une telle quantité de parfums pour purifier l'air et préserver les assistants de l'infection variolique, que l'atmosphère de l'église n'était plus respirable, et qu'on en était presque suffoqué. Ne se croirait-on pas encore au moyen-âge ? ? ?

§ VIII. La variole se rapproche de la fièvre typhoïde et du choléra.

382. — Dr Armieux : « Deux maladies entre lesquelles les uns ont vu une certaine analogie, et d'autres un antagonisme, ont sévi en même temps que le choléra, et son apparition, au lieu d'atténuer leur intensité, a semblé l'accroître. Je veux parler de la variole et de la fièvre typhoïde, cette variole en dedans. »

Le même : « En 1854, à Toulouse, il y eut 900 décès de plus que la moyenne des autres années. Sur ces 900 décès, il y en eut la moitié par choléra, et l'autre moitié par variole et fièvre typhoïde. »

383. — Commentaire. — Ces trois maladies sont des effets variés d'une même cause, l'ingestion d'eau corrompue, différant de quantité, d'intensité ou de nature, ou agissant sur des tempéraments différents.

Pour la nature de l'eau, celle qui donne la variole paraît résulter plutôt de la putréfaction des matières végétales, celle qui donne le choléra, plutôt des déjections des égouts, celle qui donne la fièvre typhoïde plutôt d'une origine fécale.

En ce qui concerne la différence de tempérament du sujet, voici comment, selon moi, l'empoisonnement de l'eau corrompue peut se traduire par le choléra, ou par la variole ou la fièvre typhoïde : Tel individu, qui veut se purger, a des évacuations abondantes avec 15 grammes de sulfate de magnésie, tandis que tel autre n'obtient presque aucun résultat avec 60 grammes. En temps d'épidémie, le premier est plus exposé au choléra puisque l'ingestion d'eau corrompue doit déterminer facilement en lui les évacuations abondantes, qui privent progressivement le sang de sa partie liquide, en produisent la déshydratation, et amènent finalement la cyanose (130.) Le second aura plutôt la variole ou la fièvre typhoïde, maladies qui se caractérisent par des alternatives de constipation et d'évacuations peu aqueuses.

Quant à ces deux dernières maladies, je veux dire dans quel cas on a l'une plutôt que l'autre.

On a la variole, lorsque les organismes microscopiques de l'eau corrompue, prise en boisson, passent dans le sang par les vaisseaux chylifères, ou par ceux de la veine-porte, et sont transportés vers la peau.

On a la fièvre typhoïde lorsque ces êtres microscopiques s'attaquent directement aux muqueuses intestinales, et y produisent des lésions.

383 bis. — Cette dernière maladie peut encore être le résultat d'une variole rentrée, ou empêchée par la vaccine. C'est ce que professe le Dr Verdé Delisle en ces termes : « La surabondance de lymphe viciée, repoussée de la circulation lymphatique qui la portait à la peau, revient dans le canal thoracique et de là est versée dans la veine sous-clavière : dès lors, elle se mêle au sang, et lorsque ce fluide passe dans le poumon, elle devient le rudiment des tubercules ; mais, le plus ordinairement, la petite vérole se développe à l'intérieur et donne lieu à ces innombrables varioles internes ou fièvres typhoïdes dont les épidémies sont si cruelles de nos jours. »

Nota. La prophylaxie de la variole est renvoyée après les maladies de l'appareil respiratoire (442).

PESTE

Sous cette dénomination, on confondait autrefois toutes les épidémies ; aujourd'hui, on désigne spécialement une maladie caractérisée par des bubons, des pétéchies.

Sommaire : — I. Les circonstances hydrologiques, dans lesquelles la peste se produit, montrent qu'elle est le résultat de l'ingestion d'eau corrompue. — II. La peste ne se propage ni par infection ni par contagion. — III. Cas des navires. — IV. Analogie de la peste avec le choléra. — V. Peste de Sibérie ou fièvre récurrente.

§ I. Les circonstances hydrologiques, dans lesquelles la peste se produit, montrent qu'elle est le résultat de l'ingestion d'eau corrompue.

384. — « Les causes productives de la peste, dit Clot-Bey, échappent à tous les moyens d'investigation ; elles sont insaisissables comme celles des autres épidémies. »

C'est pourtant dans les écrits de ce médecin distingué que je puise mes meilleures preuves pour établir les causes de cette maladie.

« La peste, dit-il, est intermittente en Orient, à l'état épidémique, et les périodes d'intermittence varient d'une année à douze. C'est au mois de *décembre* qu'elle se montre, et *vers la fin de juillet* qu'elle cesse. Les dérogations à cette régularité sont extrêmement rares, surtout pour l'*époque de la disparition*. Cependant, on l'a vue apparaître en toute saison. »

385. — Je lis dans la thèse, si remarquable, sur les épidémies de M. Marchal de Calvi : « On a vu la peste succéder à deux contraires : à un grand Nil, et à un petit Nil. »

Examinons successivement quelles sont les conséquences d'*un grand Nil*, c'est-à-dire d'une *inondation exceptionnelle* de ce fleuve, et d'*un petit Nil*, c'est-à-dire, d'une *inondation trop faible* :

386. — « Après un grand Nil, » dit M. Marchal de Calvi, « lorsque le fleuve a baigné les cimetières, et remué ces grands dépôts de matière animale qu'il laisse à découvert dans sa retraite, il est assez ordinaire que la peste se déclare, comme en 1800 et 1818. Le Nil de

1829 ayant été excessif, toute l'Égypte tremblait pour 1830. Mais dans le cours de 1830, l'Égypte inférieure n'a eu qu'un nombre à la vérité fort grand de maladies à bubons, et trois épidémies partielles en trois localités différentes. »

La terrible épidémie de choléra de l'année suivante était évidemment la réalisation des craintes des Égyptiens.

387. — Après un petit Nil :

Le *Journal Officiel* du 5 mai 1877 contient l'article suivant :

« La hauteur plus ou moins grande de l'inondation n'est pas seulement pour l'Égypte une question de bonne ou de mauvaise récolte ; c'en est une encore de salubrité publique, parce qu'à la suite d'un mauvais Nil, la saison des basses eaux, qui se place ordinairement en juin, se manifeste dès le mois de février, c'est-à-dire à l'époque où commencent les chaleurs les plus torrides.

» Les choses se passèrent ainsi en 1869 ; la chaleur fut terrible, et, au début même de l'été, le pays se trouva complétement desséché. La masse d'eau douce du fleuve n'étant pas suffisante pour faire équilibre à l'eau de la mer, celle-ci, en vertu de sa plus grande densité, s'infiltra dans les terres, infecta les sources, ainsi que les conduites d'eau d'Alexandrie, et sala le Nil jusqu'à 10 kilomètres en amont de ses bouches.

» A Rosette, l'eau du fleuve devint impropre à l'usage soit de l'homme, soit des animaux ; le bétail mourut, la végétation dépérit et l'on vit des habitants payer des prix fous une outre de l'eau boueuse et puante que l'on pouvait encore puiser aux quelques mares qui ne s'étaient pas évaporées sous l'action des rayons solaires. Il y avait de quoi déterminer une explosion de la peste ou de quelque autre contagion épidémique. La crédulité et la terreur publiques s'en mêlant, les rumeurs les plus étranges coururent et les explications les plus extraordinaires s'accréditèrent, au point que le gouvernement crut devoir instituer une commission spéciale à l'effet de rechercher les causes du mal et d'y porter remède, s'il était possible.

» Cette cause est mieux comprise à cette heure, même du vulgaire, et, à en juger par les restes des vastes réservoirs de l'époque romaine qui existent à Alexandrie, elle l'était déjà complétement il y a bien des siècles. Ces réservoirs renfermaient évidemment de l'eau douce qu'on utilisait lors de la baisse annuelle du Nil. Pendant chacune de ces périodes, l'eau d'Alexandrie est plus ou moins mauvaise ; mais quand le Nil est tout à fait bas, cette eau devient tout à fait impotable et susceptible, à un moment donné, d'engendrer quelque affection épidémique. »

388. — Commentaire. — Rapprochant les renseignements fournis ci-dessus par MM. Clot-Bey et Marchal de Calvi, et par le *Journal Officiel*, de ceux de J.-J. Paulet et de Cantwel sur la variole (368 et 369), je les fonds ensemble et je les résume ainsi qu'il suit :

1° Il ne pleut jamais, ou à peu près, en Égypte.

2° Les pluies, qui produisent les inondations du Nil, ont lieu en Éthiopie, principalement dans les mois de mai, juin et juillet.

3° En Égypte, les plus basses eaux du Nil existent ordinairement au commencement de juin.

4° En Égypte, la crue du Nil commence en juin, augmente constamment, et l'inondation atteint son maximum au mois d'août.

5° A partir du mois d'août, l'inondation décroît.

6° En septembre, les eaux du Nil rentrent complétement dans leur lit.

7° C'est vers le *milieu de juin*, alors que les nouvelles eaux se mêlent aux anciennes dans les réservoirs, que la variole sévit avec le plus de fureur.

8° Lorsque l'inondation est bien accentuée, toutes les maladies cessent.

9° Quand le Nil s'est complétement retiré, et que les eaux potables ont eu le temps de croupir de nouveau, les maladies recommencent.

10° La *Peste* se montre après un grand Nil, ou après un petit Nil ; ce qui a lieu dans une période variant de une à douze années.

11° Quand la peste a lieu après un grand Nil, elle apparaît ordinairement en décembre ; quand elle a lieu après un petit Nil, elle apparaît en février.

12° Elle disparaît régulièrement *vers la fin de juillet*.

On voit que les circonstances hydrologiques, qui amènent la variole en Égypte, c'est-à-dire, une inondation ordinaire du Nil, suivie de sécheresse, ne sont pas suffisantes pour déterminer la peste. Celle-ci succède à un grand Nil où à un petit Nil, c'est-à-dire qu'elle se produit :

Ou, lorsqu'une inondation extraordinaire a recouvert les cimetières et remué les cadavres, et que les eaux retenues dans les réservoirs après la retraite du Nil, se sont imprégnées de substances organiques en partie cadavériques en croupissant jusqu'au mois de décembre; alors, les populations buvant une eau de plus en plus infecte, gagnent la peste, qui persiste jusque vers la fin de juillet, époque à laquelle l'inondation a renouvelé l'eau potable.

Ou, lorsque l'inondation, ayant été insuffisante, n'a point lavé les plaines, et n'a point remplacé convenablement par une eau de meilleure qualité celle des réservoirs qui a continué à s'altérer. La corruption de l'eau potable, dans ce cas, est augmentée par les infiltrations des eaux de la mer chargées de la pourriture des cadavres des poissons et d'autres matières organiques, qui existent toujours aux embouchures des fleuves, surtout après une grande sécheresse. La peste, qui en résulte, dure depuis février jusque vers la fin de juillet, époque à laquelle l'inondation a renouvelé l'eau potable.

J'insiste énergiquement sur ce fait immense : *l'époque régulière de la disparition de la peste vers la fin de juillet,* c'est-à-dire, au moment où l'inondation vient de substituer des eaux potables de bonne qualité à celles qui avaient longtemps croupi : dès que la qualité de l'eau potable, qui donne la peste, et qu'aucune pluie ne vient améliorer, est constituée, cette maladie persiste jusqu'à ce que cette eau soit remplacée par l'inondation : les variations atmosphériques, quelles qu'elles soient, ne peuvent y mettre un terme avant cette époque :

L'eau potable seule fait et défait la peste. C'est ce que nous avons déjà constaté pour la petite vérole (370).

Il y a là un enchaînement d'idées d'une rigueur mathématique : il est impossible de mettre plus en évidence les rapports de *l'effet peste* avec *la cause eau potable corrompue.*

Nota. J'ai déjà fait connaître que le choléra de 1865 avait été supprimé, en Égypte, au mois de juillet, par la crue du Nil (193).

§ II. La peste ne se propage ni par infection ni par contagion.

389. — Il me suffira pour convaincre l'esprit le plus prévenu de reproduire les passages suivants du livre sur la peste du Dr Clot-Bey :

« Il n'y a jamais plus de matières animales en putréfaction qu'à la fin des épidémies, où les cadavres sont inhumés à fleur de terre, où l'infection est à peu près générale ; c'est alors précisément que la peste cesse. »

390. — « Voici un fait immense et concluant :

« En 1841, une épizootie sur l'espèce bovine fit périr en Égypte 700,000 bêtes. Les cadavres de ces animaux sont laissés sur le sol, d'autres jetés dans le Nil, qui les emporte jusqu'à ses embouchures à Damiette et à Rosette. Entraînés par le courant d'une part, de l'autre repoussés par les flots de la mer, ils gisent sur le rivage, s'y putréfient et exhalent à huit ou dix lieues à la ronde une odeur infecte. Et tout cela ne peut développer la peste dans la localité. »

Pourquoi cette immense épizootie n'a-t-elle pas été accompagnée d'une épidémie correspondante ?

Parce que, tandis que les bêtes étaient abreuvées exclusivement au moyen des mares infectes qui les empoisonnaient, les populations faisaient usage des eaux potables emmagasinées dans les réservoirs ; vu la pénurie de ces dernières, résultant d'une grande sécheresse, on n'en donnait point aux bêtes.

391. — « En 1824, l'épidémie fut presque aussi meurtrière qu'en 1834 ; au Caire, seulement, il mourut plus de 30,000 individus. Les communications restèrent libres avec Alexandrie, où il n'y eut que deux ou trois accidents. » (Page 40.)

392. — « En 1836, la peste était à Alexandrie depuis six mois, au Caire, depuis quatre. Mansourah, Damiette en étaient exemptes, bien qu'elles reçussent chaque jour une masse d'individus qui provenaient des villes infectées. »

393. — « Une observation identique a été faite à l'époque de la peste de 1720. Les villes d'Aix et de Toulon ne furent point atteintes durant cette année. Ce ne fut qu'en 1721 que le fléau apparut sur ces derniers points, et, chose remarquable, la peste ne se répandit pas dans le reste de la France. » (Page 44.)

394. — « J'ai vu des femmes atteintes de peste allaitant leurs enfants jusqu'au moment de la mort sans leur communiquer le mal dont elles étaient attaquées. Combien d'enfants à la mamelle sont morts de la peste dans les bras de leurs mères sans la leur donner ! » (Page 42.)

395. — « J'ai rapporté des faits d'inoculation de la peste antérieure à 1835 ; je me suis inoculé personnellement du pus et du sang de pestiféré ; il n'en est résulté aucun inconvénient. »

396. — « Quarante-neuf personnes, chirurgiens, élèves, infirmiers, ont soigné les pestiférés, ouvert leurs bubons, touché leurs effets, couchés dans les chambres où étaient isolés les malades, transporté sans précaution dans l'étuve les hardes des pestiférés. Aucun de ces individus n'a contracté la maladie. »

§ III. Cas des navires.

397. — Le rapport du Dr Prus à l'Académie de médecine (en 1846), admet le transport de la peste par des navires. C'est une grande erreur ! Un navire, en partant d'un port où sévit la peste, y fait provision d'eau corrompue qui est la cause de cette maladie dans ce port. Naturellement, l'introduction de cette eau dans les voies digestives du personnel du navire lui donne la peste. Il arrive dans une ville où cette épidémie ne s'est pas encore déclarée, mais où la sécheresse est grande. Un peu plus tôt, un peu plus tard, la peste doit y éclater à la suite d'une pluie d'orage qui doit infecter les eaux potables. On accuse le navire de l'avoir apportée : c'est l'eau potable qui seule en est la cause.

Exemple : On a accusé le navire du capitaine Chateau d'avoir apporté la peste à Marseille en 1720. Or le Dr Clot-Bey établit par des témoignages authentiques qu'il y avait eu des cas de peste dans la ville avant l'arrivée du navire.

§ IV. Analogie de la peste et du choléra.

398. — La peste apparaît dans la même période que le choléra. Ainsi, en 1834 et 1835, la peste régnait en Égypte en même temps que le choléra à Nîmes, à Avignon, et en Algérie.

Il y a certainement entre ces deux affections la même analogie que celle que j'ai établie entre la suette et le choléra (de 361 à 364) sévissant simultanément en France en 1849 et en 1854. Pour moi, c'est toujour la même cause, l'ingestion d'eau corrompue à divers degrés et de diverses qualités.

399. — Je dis, au sujet de la fièvre jaune, pourquoi elle régnait à la Nouvelle-Orléans au lieu du choléra (402). On peut donner la même raison pour la peste. Ainsi, la ville de Marseille, qui était autrefois sujette à la peste, n'a plus que le choléra, parce que depuis qu'elle reçoit l'eau de la Durance, elle ne fait plus usage d'eau de puits. Cette dernière devait être contaminée en temps de sécheresse par les eaux corrompues des bords de la mer et par les infiltrations des puisards et des fosses d'aisances.

Comme le choléra la peste est précédée de grands froids.

400. — L'hiver de 1770-71 avait été très-rigoureux en Russie, d'après Arago. Or en 1771 la mortalité par la peste fut énorme en ce pays.

§ V. Peste de Sibérie, ou fièvre récurrente.

401. — « Ainsi appelée parce qu'elle peut atteindre le même individu à plusieurs reprises et après un bref laps de temps. » (*Dictionnaire de Bouillet.*)

J'explique ainsi qu'il suit la fièvre récurrente : On fait usage d'eau putride sans en suspecter la nature pernicieuse : on gagne la fièvre. On se soumet aux tisanes et aux autres boissons antiseptiques, et, partant, l'on supprime l'usage de l'eau ordinaire. Le malade guérit, mais alors il reprend l'usage de cette eau, et il rattrape la fièvre.

FIÈVRE JAUNE

402. — La fièvre jaune, particulière aux ports du Nouveau-Monde, est encore le résultat de l'ingestion d'eau corrompue.

Les villes maritimes sont ordinairement situées sur des terrains d'alluvion perméables. En temps ordinaire, les pluies entretiennent un courant souterrain constant vers la mer ; les puits contiennent donc une eau pure.

Mais en temps de grande sécheresse, ce courant à travers les terrains perméables de la terre vers la mer cesse à peu près complétement, et par l'effet de la marée, il se produit un courant souterrain de sens contraire, qui pénètre dans les puits. Comme les eaux d'égout de la ville vont se perdre à la mer, il y a dans le voisinage un mélange de ces eaux et de l'eau de mer viciée elle-même près du rivage par les détritus des algues marines et des cadavres de poissons.

Les puits participent de la nature de ces eaux corrompues surtout après une grande sécheresse. C'est en faisant usage de l'eau de ces puits en boisson que l'on contracte la fièvre jaune.

Il doit y avoir aussi dans la nature de l'eau potable, l'influence du climat, de la composition des terrains et des matières putréfiées.

403. — Dans le premier mémoire intitulé : *Lois du choléra et des autres maladies épidémiques* que j'ai adressé à l'Académie des sciences le 1er juin 1876, se trouve littéralement ce que je viens de dire sur l'infiltration de l'eau de mer sur les terres pendant une grande sécheresse. Eh bien ! le *Journal officiel* du 5 mai 1877 confirme ce mouvement souterrain des eaux de la mer aux embouchures du Nil, et le considère comme la cause de la peste en Égypte. (Voir cet article au n° 387).

404. — La fièvre jaune apparaît dans la même période que le choléra, et se rattache, par conséquent à la même cause générale. Ainsi tandis que le choléra sévissait en France, en 1832, la fièvre jaune faisait d'affreux ravages à la Nouvelle-Orléans.

TYPHUS

405. — Le typhus a une grande analogie avec la peste. Comme celle-ci, il se caractérise par des pétéchies et une soif ardente.

Le même voile épais, qui cache aux yeux des médecins la cause du choléra, leur cache aussi la cause du typhus.

Cette maladie, qui est surtout propre aux villes assiégées, est dûe à l'usage en boisson d'eau corrompue.

L'armée assiégeante abandonne sur le sol et dans la rivière qui alimente la ville soit directement, soit par les puits qui en dépendent, d'immenses quantités de débris organiques de toutes sortes qui se putréfient, matières excrémentielles, résidus de la nourriture, cadavres, etc.

Les habitants de la ville assiégée subissent donc un véritable empoisonnement par l'eau potable : c'est le typhus.

MALADIE DU FOIE

406. — Cette maladie est très-commune chez les gens qui ont habité le Sénégal, la Cochinchine et d'autres pays où les eaux potables sont très-pernicieuses.

Les militaires, les employés et les commerçants qui ont séjourné quelque temps en Cochinchine, par exemple, sont presque tous atteints de maladie du foie ; ils se regardent néanmoins comme privilégiés, car le nombre de ceux qui y succombent chaque année est bien autrement considérable.

Voici comment se gagne cette affection : Les êtres microscopiques de l'eau potable corrompue, introduits dans le tube digestif, passent dans le système de la veine-porte et dans les vaisseaux chylifères ; or la veine-porte les conduit directement dans le foie qu'ils infectent, et où ils produisent un engorgement, une inflammation, des désordres que la science est impuissante à guérir.

Combien cette explication est plus naturelle que celle par les effluves miasmatiques !

Dans ces climats torrides, la soif est toujours grande. Pour l'apaiser, on a recours à la glace dont on met des fragments dans toutes les boissons ; or cette glace est fabriquée avec l'eau ordinaire du pays. Ainsi, d'un côté, on s'abstient, autant que possible de boire l'eau parce qu'on la sait pernicieuse ; mais d'un autre côté, on la prend à l'état de glace croyant faussement qu'elle a perdu cette propriété.

MALADIES
DE L'APPAREIL RESPIRATOIRE

Sommaire : — I. Pathogénie. — II. Maladies dont la cause spécifique est celle de la rougeole : coryza, bronchite, croup, coqueluche, phthisie. — III. Maladie dont la cause spécifique est celle de la scarlatine : angine couenneuse. — IV. Maladies dont la cause spécifique est celle de la variole : pneumonie, phthisie, grippe. — V. Prophylaxie des maladies éruptives et de celles de l'appareil respiratoire.

§ I. Pathogénie.

407, — Si je suis parvenu à convaincre mes lecteurs que les fièvres éruptives, rougeole, scarlatine, variole, sont dûes à l'ingestion d'eau corrompue, il me sera facile de leur prouver qu'il en est de même des maladies des voies et organes respiratoires.

J'ai déjà expliqué ainsi qu'il suit l'invasion des affections éruptives (353) :

Les êtres microscopiques, introduits dans le tube digestif avec l'eau potable de mauvaise qualité, passent dans le système de la veine-porte et dans les vaisseaux chylifères, se mêlent au sang, sont transportés à la peau par la circulation et y déterminent les élevures, pétéchies, qui constituent ces affections.

Eh bien ! pour qu'on ait une des maladies de l'appareil respiratoire, il suffit que ces êtres microscopiques soient transportés par la circulation aux muqueuses de cet appareil.

Je montrerai que ce sont bien les mêmes êtres microscopiques, ou, en d'autres termes, les mêmes humeurs, qui se portent tantôt à la peau pour y déterminer les fièvres éruptives, tantôt aux muqueuses pour y produire angine, coryza, bronchite, croup, coqueluche, laryngite, pneumonie, phthisie, grippe.

408. — Voici quelle est la cause occasionnelle de ces dernières maladies : on sait que les fièvres éruptives sont contrariées dans leur développement par l'impression du froid, qui peut même les faire rentrer complétement ; c'est surtout dans cette circonstance qu'elles sont remplacées par les maladies des muqueuses.

Mais lorsque l'impression du froid agit avant que l'éruption ne soit commencée, celle-ci n'a pas lieu, et les humeurs se font jour exclusivement dans l'appareil respiratoire, où elles déterminent les maladies qui lui sont propres.

Si les êtres microscopiques, accumulés dans le sang par un usage quotidien prolongé d'eau corrompue, s'y trouvent en quantité considérable, ils pourront se porter en même temps ou successivement à la peau et aux muqueuses, et l'on aura simultanément deux affections l'une éruptive, l'autre catarrhale.

Ces idées que je vais développer ci-après concordent avec cette opinion de quelques médecins que l'antagonisme de certaines maladies les rattache aux mêmes causes.

409. — L'impression du froid n'est pas la seule *cause occasionnelle* des maladies de l'appareil respiratoire. Je montrerai plus loin, au sujet de la vaccine et de l'inoculation, que ces pratiques, aussi bien qu'une rougeole antérieure ou une variole antérieure, en empêchant l'éruption des humeurs à la peau, les forcent à se rendre vers les muqueuses de cet appareil (442).

§ II. MALADIES DONT LA CAUSE SPÉCIFIQUE EST CELLE DE LA ROUGEOLE : CORYZA, BRONCHITE, CROUP, COQUELUCHE, PNEUMONIE, PHTHISIE PULMONAIRE (354).

CORYZA ET BRONCHITE

410. — « La rougeole est toujours accompagnée de coryza et de bronchite plus ou moins intenses. Dès que l'éruption est complète, le coryza et la bronchite diminuent, tous les symptômes s'amendent, et la guérison arrive promptement. » *(Dictionnaires de Médecine.)*

COMMENTAIRE. — Les êtres microscopiques de l'eau potable corrompue, introduits dans le sang, sont transportés en même temps à la peau et aux muqueuses des fosses nasales et des bronches.

On recommande à ceux qui soignent les rubéoleux de les tenir bien chaudement, car le froid faisant rentrer l'éruption cutanée, les humeurs se porteraient exclusivement sur l'appareil de la respiration et la maladie serait bien plus grave.

S'il fait froid dans les temps où l'eau potable est d'assez mauvaise qualité pour donner la rougeole, celle-ci ne se manifestera point, et le coryza et la bronchite apparaîtront seuls. Le principe morbifique de ces deux maladies est donc bien le même que celui de la rougeole, l'eau potable corrompue.

Il y a une autre cause que le froid pour déterminer l'invasion de tout ou partie de l'appareil respiratoire plutôt que l'éruption cutanée : c'est la vaccine, ou l'inoculation, ou une rougeole antérieure. Nous en parlerons plus loin (442).

CROUP

411. — « Le Dr Vernhes, de Béziers, a proclamé l'identité de la rougeole et du croup. Voici un extrait de ses conclusions :

« Le croup est exclusivement une rougeole non sortie ou rétrocédée : *morbilli sine morbillis.*

» Si, pendant la confirmation croupale, et surtout au début, une rougeole confluente apparaît, la guérison du croup est certaine. » *(Journal le Médecin* du 7 janvier 1877).

COMMENTAIRE. — 1° Les êtres microscopiques de l'eau corrompue ingérée, cause de la rougeole, se portent dans la trachée-artère où ils déterminent le croup, de même qu'en se portant aux fosses nasales et aux bronches ils produisent coryza et bronchite.

2° Si l'apparition d'une rougeole confluente assure la guérison du croup antérieurement confirmé, c'est parce que cette rougeole forme à la peau un exutoire attirant les humeurs qui avaient d'abord envahi la trachée et constituaient le croup. La matière septique du croup est donc absolument la même que celle de la rougeole : elle est fournie par l'eau potable.

412. — Comme je l'ai dit du coryza et de la bronchite, le croup se manifeste plutôt que la rougeole, à cause de l'impression du froid, ou parce que la vaccine, ou la variole, ou une première rougeole a rendu la peau réfractaire à l'éruption. (442.)

412 *bis.* — Prophylaxie. — L'usage de l'eau bouillie préserve du croup. En voici un exemple :

Rue de Lourcine, habite une famille que je connais intimement. Elle se compose du père, de la mère et de deux enfants, l'un âgé de dix ans et l'autre de dix-huit mois. D'après mes conseils, elle fait toujours bouillir l'eau potable, et les enfants ont toujours été bien portants. Or, pendant l'épidémie de croup de 1877, deux autres enfants de la même maison sont morts de cette cruelle maladie.

Je suis convaincu que ceux-ci ont été victimes de la boisson d'eau malsaine, et que ceux-là doivent leur immunité à l'ébullition de cette eau.

COQUELUCHE

Sommaire spécial : — (*A*) Corrélation entre la coqueluche et les autres maladies de l'appareil respiratoire. — (*B*) Corrélation entre la coqueluche et les fièvres éruptives. — (*C*) Les observations relatives à la coqueluche s'expliquent naturellement par la boisson d'eau corrompue. — (*D*) La coqueluche n'est pas contagieuse. — (*E*) Prophylaxie.

(*A*) Corrélation entre la coqueluche et les autres maladies de l'appareil respiratoire.

413. — *Encyclopédie du XIXe Siècle* : « On sait que toutes les causes de bronchite peuvent produire la coqueluche, et que même, le plus souvent, elle succède à cette affection. »

Dictionnaire universel de P. Larousse : « Il y a dans la coqueluche l'élément catarrhal et l'élément nerveux. » — « A l'auscultation, on n'aperçoit que les signes ordinaires des affections catarrhales. »

Dictionnaire de Médecine et de Chirurgie pratiques : « La tuberculisation est une des causes non rares de la coqueluche. » (Analogie avec la phthisie.)

Encyclopédie du XIXe Siècle : « Très-souvent la coqueluche règne d'une manière épidémique. » (Analogie avec la grippe.)

J'ai prouvé plus haut que le coryza, la bronchite et le croup étaient dûs à l'ingestion d'eau malsaine (411); la coqueluche l'est donc aussi.

(*B*) Corrélation entre la coqueluche et les fièvres éruptives.

414. — J'ai déjà montré pour les autres maladies de l'appareil respiratoire, dont il a été parlé, qu'elles étaient souvent précédées d'affections éruptives qui étaient rentrées par suite de l'impression du froid ; il en est de même de la coqueluche. Je cite :

Encyclopédie du XIXe Siècle : « La coqueluche survient parfois à la suite d'une rougeole, d'une scarlatine ou d'une variole. »

415. — Ozanam : « Dans l'automne de 1789, à la suite d'une rougeole épidémique qui régnait à Osterode, sur le Hartz, se déclara une coqueluche épidémique qui dura tout l'hiver. »

416. — *Dictionnaire de Médecine et de Chirurgie pratiques* : « Lorsque la coqueluche se montre à la suite d'une autre maladie, d'une rougeole, par exemple, doit-on considérer celle-ci comme étant la cause primitive de l'autre, ou bien n'y a-t-il qu'une coïncidence ? C'est cette dernière opinion vers laquelle penchent la plupart des auteurs contemporains. »

417. — Je suis d'un avis contraire : Les êtres microscopiques de l'eau corrompue ingérée, qui, en passant dans le sang par la veine-porte et les vaisseaux chylifères, ont déterminé la rougeole, se détournent vers les voies respiratoires, lorsque cette maladie rentre par l'effet du froid, ou lorsque la boisson d'eau continue à fournir au sang de nouvelles humeurs. La coqueluche n'est donc qu'une rougeole rétrocédée ou non sortie. C'est ce que M. le Dr Vernhes a dit du croup (411).

418. — Le Dr Dupouy, rédacteur en chef du journal le *Médecin* : « L'année dernière, j'ai mentionné la corrélation entre la rougeole et la coqueluche, et, à l'appui de cette assertion, j'ai rapporté l'observation d'une petite fille, à laquelle j'avais donné mes soins pour une coqueluche rebelle qui n'avait cédé qu'à l'apparition d'une rougeole. »

Mon explication est la même que pour le croup (411) : les êtres microscopiques de l'eau ingérée, contenus dans le sang, en se portant à la peau pour y donner lieu à la rougeole, y ont constitué une sorte d'exutoire qui a détourné des voies respiratoires les humeurs qui les avaient d'abord envahies.

419. — Le Dr Vernhes : L'explosion de la rougeole produisant une détente générale, amène nécessairement la cessation de la coqueluche, suivant l'axiome : Le plus grand foyer absorbe le plus petit. » (Journal le *Médecin.*)

(*C*) Les observations relatives a la coqueluche s'expliquent naturellement par l'ingestion d'eau corrompue.

420. *Dictionnaire de Médecine et de Chirurgie pratiques* : « La coqueluche est une maladie plus spéciale à l'enfance. Elle est rare chez les enfants à la mamelle surtout avant six mois. »

L'eau potable peut seule donner la raison de cette contradiction : maladie spéciale à l'enfance, immunité des enfants à la mamelle.

En effet, les enfants à la mamelle ne buvant pas d'eau ne peuvent gagner une maladie donnée par l'eau potable ; à l'âge de six mois, on commence à déroger pour eux à cette règle, et ils sont dès lors exposés à cette maladie. Les enfants élevés au biberon, dont l'emploi comporte l'addition d'un quart d'eau au lait de vache (269), y sont encore plus sujets dès leur naissance.

421. — *Encyclopédie du XIXe siècle* : « Peu de maladies se montrent aussi rebelles que la coqueluche aux agents thérapeutiques. »

Dictionnaires de Médecine : « La coqueluche peut ne durer que huit jours, mais elle dure souvent deux mois, et quelquefois se prolonge 5 ou 6 mois chez le même enfant. » — « Il a quelquefois récidive. »

Commentaire. — L'eau altérée, dont la boisson donne la coqueluche, pouvant rester plusieurs mois dans cet état, et par conséquent, la cause du mal étant permanente, il n'est pas étonnant que les remèdes soient inefficaces ; les récidives n'ont pas d'autre cause.

On conseille de faire changer d'air aux enfants atteints en les transportant dans un autre lieu. Ce changement d'air amène le changement d'eau potable, et si la dernière est pure, elle amène promptement la guérison. Maintenant que l'on va connaître la cause de la coqueluche, il ne sera plus nécessaire de déplacer les enfants : il suffira de faire bouillir l'eau qu'on leur donne en boisson, pour qu'ils se guérissent promptement par les remèdes appropriés.

422. — *Dictionnaire Universel* de P. Larousse : « Il n'est pas possible d'apprécier les causes de la production de la coqueluche, ni celles de sa disparition. »

Connaître celles-là, c'est connaître celles-ci : lorsque les eaux sont devenues saines, elles ne sont plus capables de donner cette maladie ; c'est alors que la coqueluche disparaît.

(D). La coqueluche n'est pas contagieuse.

423. — *Dictionnaires de Médecine* : « Aujourd'hui, les auteurs sont à peu près unanimes pour proclamer que la cause première de la coqueluche est inconnue ; que cette maladie est essentiellement contagieuse, et que personne ne met plus en doute ce mode de transmission. Cependant, Stoll, Laénnec, Ozanam, Desruelles, Billard ont professé le contraire. »

J'ai déjà fait remarquer que toutes les maladies, dont les causes sont inconnues, sont réputées contagieuses, et j'en ai donné la raison (461). Dès que ces causes seront connues, l'hypothèse de la contagion aura fait son temps.

424. — Dehaen (cité par Ozanam) : « Une toux convulsive se déclara à Vienne, Autriche, au printemps de 1746 ; elle attaquait les enfants des deux sexes et de toutes les conditions, et lorsque l'un d'eux en était atteint, tous ceux de la même maison la contractaient. »

Commentaire. — Ne soupçonnant pas que l'eau potable fût la cause de cette affection, on supposait que le premier enfant attaqué la transmettait aux autres ; mais aujourd'hui que cette cause est connue, on doit proclamer que les enfants de la même maison ne gagnent la coqueluche que parce qu'ils boivent de la même eau. C'était ordinairement le plus jeune qui devait être atteint le premier, à moins qu'il ne fût encore à la mamelle ; ce qui le préservait, parce qu'il ne buvait pas d'eau (420).

(E). Prophylaxie.

425. — *Dictionnaire Universel* de P. Larousse : « La vaccination conseillée surtout en Angleterre comme prophylactique contre la coqueluche, est tout à fait impuissante. »

Non-seulement la vaccination ne préserve pas de cette maladie, mais elle doit même la faciliter, car en empêchant l'éruption à la peau, elle oblige les humeurs qui s'y seraient portées et aurait déterminé la rougeole, à envahir les voies respiratoires. Or nous avons vu que les fièvres éruptives, survenant pendant les maladies catarrhales, en amènent la guérison. (411, 418 et de 431 à 433.)

Encore une fois, la seule prophylaxie toujours efficace consiste à faire bouillir l'eau potable (442).

PHTHISIE PULMONAIRE

426. — Cette maladie peut être le résultat d'une rougeole rentrée ou non sortie, puisque la rougeole amène le développement des tubercules (413).

Des médecins voient du pus concret dans les tubercules de la phthisie ; ce pus est formé sans doute des êtres microscopiques de la rougeole, ou de la rougeole boutonneuse qui se rapproche de la variole, ou surtout de la variole même, ainsi que nous le verrons plus loin (429).

§ III. Maladie dont la cause spécifique est celle de la scarlatine :
angine couenneuse.

427. — Extrait du journal *le Médecin* du 7 janvier 1877, signé : Dr Dupouy :

« Le Dr Mercier, de Neufchâtel, a attiré l'attention du public médical sur les rapports de l'angine couenneuse et de la scarlatine.

» Il est certain que l'angine diphtérique scarlatineuse est beaucoup moins grave que l'angine sans scarlatine. Mais on peut constater par cela même qu'il existe des rapports étroits entre la scarlatine et la diphthérie, et il est possible que ces deux affections soient identiques dans leur nature : l'une exclusivement cutanée, ne se manifestant que sur la peau (scarlatine simple), l'autre exclusivement muqueuse, ne se manifestant que sur la membrane muqueuse des voies respiratoires,

sur la peau interne (angine couenneuse sans scarlatine), une troisième enfin mixte, se manifestant sur la peau et sur la membrane
muqueuse (scarlatine avec angine couenneuse).

» On comprend, dans cette hypothèse, combien il est rationnel que
l'angine de la scarlatine soit moins dangereuse que l'autre, par cela
même que la maladie est plus généralisée et qu'elle occupe toute la
surface de la peau en même temps que l'arrière-gorge.

» La déduction pratique qu'il faut tirer immédiatement de ce fait
est l'heureux effet que produirait dans l'angine couenneuse l'applica-
tion d'un large vésicatoire destiné à provoquer l'expulsion par la peau
du principe morbide qui constitue l'affection pseudomembraneuse.

» Plusieurs fois, M. Marchal de Calvi a cherché à démontrer les rapports de la scarlatine et de l'angine couenneuse. »

CONCLUSION. — La scarlatine étant dûe à l'ingestion d'eau corrompue, l'angine couenneuse l'est aussi (360).

427 *bis*. — Un rapport du Dr Briquet, à l'Académie de médecine
de Paris, sur les épidémies de diphtérie de 1875, constate que cette
maladie, commune dans les grandes villes, où existe une population
ouvrière nombreuse, telles que Abbeville, le Havre, Rouen et Paris,
ne se manifeste pas à Lyon.

L'immunité de cette ville s'explique par la pureté de ses eaux potables, ainsi que je l'ai montré au n° 204.

D'après le même rapport, le sexe féminin est beaucoup plus sujet à
la diphtérie que le sexe masculin ; la proportion est comme dix est à
six : c'est que les hommes, ayant, en général, un salaire plus élevé
que les femmes, font un plus grand usage de vin, et sont, par conséquent, moins exposés aux maladies causées par la boisson d'eau.

§ IV. MALADIES DONT LA CAUSE SPÉCIFIQUE EST CELLE DE LA VARIOLE :
PNEUMONIE, PHTHISIE, GRIPPE (365).

PNEUMONIE

428. — « La pneumonie est presque toujours causée par l'impression du froid, ou bien elle survient dans le cours d'une autre maladie, telle que la rougeole, la variole, la fièvre typhoïde. » (Dr Porte.)

COMMENTAIRE. — L'usage quotiden d'eau corrompue peut donner la
rougeole, ou la variole, mais avant que l'une de ces maladies ne se
soit déclarée, les êtres microscopiques de cette eau ont été introduits
en proportion assez considérable dans le sang par la veine-porte ou
les vaisseaux chylifères. Dans cet état, si la température est basse,
ou si le sujet subit l'impression du froid, il s'enrhume, et les êtres
microscopiques envahissent de préférence les organes respiratoires.

Le froid lui-même n'est que la *cause occasionnelle* en provoquant cette invasion dans les muqueuses des humeurs préalablement accumulées dans le sang. Si l'eau potable eût été pure ou bouillie, il n'y aurait pas eu de pneumonie.

Cette maladie peut encore survenir dans le cours d'une rougeole ou d'une variole, si cette dernière sort mal, ou si l'eau potable continue à être insalubre et à fournir la substance toxique.

PHTHISIE PULMONAIRE

429. — A la question : Qu'est-ce que le croup ? M. le Dr Vernhes a répondu :

« Le croup est une rougeole non sortie ou rétrocédée. » (401.)

A la question : Qu'est-ce que la phthisie ? on doit répondre de même :

« La phthisie est une variole non sortie ou rétrocédée. »

Cette dernière réponse est fondée sur les observations suivantes :

430. — « Nous avons vu la variole neutraliser une phthisie pulmonaire bien caractérisée. » (Ozanam.)

430 *bis.* — « Le Dr Poirier a rapporté l'observation d'une jeune fille de 22 ans, guérie d'une phthisie par la petite vérole. » (Dr Dupouy, journal le *Médecin.*)

431. — Le Dr Verdé-Delisle a raconté l'histoire d'un nommé Adolphe C... atteint de phthisie, et condamné par la faculté comme devant mourir dans un délai rapproché. Pris d'une variole confluente, cet homme fut complétement guéri de la phthisie. Il jouit dès lors d'une santé vigoureuse, se livrant aux exercices de la chasse, et bravant désormais impunément le chaud, le froid et la pluie.

432. — Le même médecin nous apprend que son propre fils atteint d'une inflammation pulmonaire des plus graves à la suite de la disparition subite d'une rougeole, était devenu phthisique au dernier degré ; de l'aveu de M. Chomel, il était perdu. M. Verdé-Delisle inocula la variole à son fils en lui appliquant sur la poitrine un linge imprégné de la suppuration des pustules d'un sujet atteint de cette maladie : la variole fut confluente et fut suivie de la guérison complète de la phthisie. Depuis, l'enfant est devenu très-robuste.

433. — Plusieurs personnes auxquelles j'ai raconté les observations ci-dessus m'ont fait des récits semblables de maladies inflammatoires graves guéries par une rougeole ou une variole ; on peut donc regarder la chose comme assez commune.

434. — COMMENTAIRE. — Les êtres microscopiques de l'eau ingérée avaient d'abord envahi les poumons et déterminé la phthisie chez les individus cités par les Drs Ozanam, Poirier et Verdé-Delisle. Le

sang contenant encore des humeurs provenant soit des poumons malades, soit de la boisson de nouvelle eau malsaine, ces humeurs se
sont portées à la peau et y ont produit l'éruption variolique ; alors
celle-ci est devenue une sorte d'exutoire qui a soutiré les humeurs de
la poitrine, et amené la guérison de la phthisie Les pustules de la variole se sont donc remplies du pus provenant des tubercules des poumons ; pustules et tubercules contiennent donc la même matière
septique. Or j'ai prouvé que la variole était le résultat de la boisson
d'eau corrompue ; donc la phthisie l'est aussi.

Le variole est souvent accompagnée de dyspnée, de laryngite. Si,
dans cet état, le malade prend froid, la variole rentre, et ces affections
deviennent plus graves.

435. — En général, les maladies de l'appareil respiratoire ont
lieu en hiver de préférence aux fièvres éruptives, parce que le froid,
en empêchant l'éruption à la peau, la détermine sur les muqueuses.
Mais elles peuvent se montrer aussi au milieu des grandes chaleurs,
surtout lorsque ces fièvres éruptives ont régné antérieurement. En
effet, celles-ci rendant la peau réfractaire à l'éruption, tous ceux qui
viennent d'en être atteints ne peuvent plus les subir de nouveau, et les
êtres microscopiques de l'eau malsaine, qu'ils continuent à boire, se
portent sur les voies ou organes respiratoires.

C'est ainsi que j'explique la succession des épidémies de grippe à
celles des fièvres éruptives du n° 437.

435 *bis.* — Traitement. — L'inoculation de la variole est un
moyen pratique de guérir la phthisie, à moins que la peau du sujet
n'ait été rendue réfractaire à l'éruption par la vaccine ou une variole
antérieure.

GRIPPE

436. — La grippe est causée par une matière septique de même
nature que celle qui donne la rougeole et surtout la variole.

J'emprunte la définition de cette maladie à un article du journal le
Médecin, du 28 janvier 1877, signé : D' Félix Brémond :

« Qu'est-ce que la grippe ? — A cette question le *Dictionnaire de
Médecine* en 20 volumes répond :

« On a désigné sous la dénomination vulgaire de grippe plusieurs
maladies catarrhales qui ont régné épidémiquement, notamment l'*angine* et le *catarrhe pulmonaire.* »

Robin et Littré écrivent : « La grippe est un *catarrhe épidémique*
qui sévit souvent sur de très-grandes étendues de pays. »

« La grippe, dit Grisolles, est une maladie caractérisée par le *coryza*
et les symptômes d'une *bronchite* ordinaire peu intenses. »

« Les causes de la grippe ne sont pas connues. Tout ce que l'on peut dire, c'est qu'elle s'est montrée un peu plus souvent en hiver. »

COMMENTAIRE. — Angine, catarrhe pulmonaire, coryza, bronchite, tous ces mots nous rappellent des maladies dont la cause leur est commune avec celle des fièvres éruptives. La grippe est donc le résultat de l'ingestion d'eau corrompue ; mais ce qui la distingue des autres maladies de l'appareil respiratoire, c'est son caractère d'epidémie se manifestant sur de très-grandes étendues de pays.

437. — J'ai montré que les maladies de l'appareil respiratoire succédaient aux fièvres éruptives lorsque le froid faisait rentrer ces dernières ou lorsqu'elles avaient rendu la peau réfractaire à l'éruption. Eh bien ! les grandes épidémies catarrhales succèdent aux épidémies de variole et de rougeole dans les mêmes circonstances. Je le prouve :

Je lis dans le même article de M. Félix Brémond :

« La grippe parcourut l'Europe vers 1560 ; elle reparut en 1658. En 1720, elle fit de grands ravages à Paris et à Londres. Dans les années 1734, 1743, 1789, 1803, 1833, 1837, 1842, 1848, 1858, 1861, 1867, 1871, l'épidémie de grippe se montra en différents pays avec des symptômes d'intensité variable. »

Toutes ces épidémies de grippe ont succédé immédiatement à des épidémies de variole soit de la même année, soit de l'année précédente, à une époque où l'éruption à la peau a été empêchée par les circonstances indiquées plus haut. Voici ces années d'épidémie de variole que l'on peut rapprocher chacune de chacune de celles ci-dessus : 1719, 1733, 1742, 1789, 1802, 1803, 1832, 1837, 1842, 1848, 1857, 1861, 1866, 1870.

438. — Afin de faire saisir sur le vif comment s'opère cette succession de la grippe aux maladies éruptives, je vais raconter pour exemple les épidémies de l'hiver 1802-1803, à Paris.

En 1802, inondation de la Seine, dont la cote au pont de la Tournelle s'élève à 7m32.

« L'été de 1802 et une partie de l'automne furent d'une sécheresse soutenue. La chaleur d'abord modérée s'éleva successivement à un degré peu commun, où elle se maintint pendant un mois et demi. Elle diminua ensuite par degrés et fit place à des pluies et à des brouillards qui ne devinrent froids qu'en décembre. Ils furent remplacés en janvier par des gelées assez fortes qui persistèrent jusqu'à la fin de février.

» En novembre, les *petites véroles* furent nombreuses et meurtrières, et ce fut en janvier que l'*épidémie catarrhale* commença à se montrer ; elle était dans sa plus grande vigueur à la fin de février et disparut au mois de mars. » (Ozanam).

439. — Commentaire. — Grande inondation suivie d'une séche-resse soutenue pendant l'été et une partie de l'automne, et chaleur ex-traordinaire qui dure un mois et demi. Dans la seconde partie de l'au-tomne, pluies qui déterminent le maximum de corruption de l'eau de la Seine (151); cette eau, prise en boisson, donne en novembre des va-rioles nombreuses et meurtrières. Le froid survient en décembre et fait rentrer les varioles, qui sont remplacées en janvier 1803 par l'é-pidémie catarrhale ou de grippe. Celle-ci a son summum de violence en février pendant de fortes gelées, et disparaît au mois de mars avec le froid. (Voir n° 373).

(Il y eut plus tard une nouvelle épidémie de variole en 1803, année d'extrême sécheresse marquée par 123 jours de niveau de la Seine au-dessous de l'étiage du pont de la Tournelle).

440. — Quand l'eau potable devient corrompue dans un temps froid et pluvieux, après une grande sécheresse, elle peut donner lieu directement à l'épidémie de grippe, sans que celle-ci ait été précédée de fièvres éruptives, que le froid empêche de sortir. C'est ce que je vais montrer par les deux exemples suivants (*A* et *B*) extraits de l'*Histoire des épidémies* d'Ozanam :

(*A*) « Baillon rapporte ainsi l'épidémie catarrhale de 1578 : Cette épidémie parut à Paris vers la fin de l'été qui avait été *sec* et *brûlant*. Elle attaqua principalement les enfants, et le nombre des malades fut très-considérable ; on lui donna le nom de quinte. Cette affection at-taquait les bronches et les poumons.

» Cette épidémie fut le prélude de celle de 1580 qui remplit l'Europe de tristesse et de deuil. »

(*B*) « Le printemps et l'été de 1775 avaient été *très-secs* et *très-chauds*, mais l'automne fut pluvieux. A la fin d'octobre, la maladie *catarrhale* commença à se déclarer par des douleurs d'une violence inexprimable qui duraient 24 heures et se terminaient naturellement par un rhume de cerveau ou de poitrine. Chez les uns, douleur à la plèvre, à la région des hypocondres, ou au ventre ; chez d'autres, *maux de gorge*. »

441. — Maintenant, je le demande, m'est-il permis de conclure que la grippe est le résultat de l'ingestion d'eau corrompue ?

Souvenez-vous du rapport de l'illustre de Jussieu (Note I), qui avait reconnu que les *maux de gorge* de 1731 étaient survenus exclusi-vement chez ceux qui faisaient usage de l'eau de Seine altérée par la grande sécheresse.

§ V. Prophylaxie des fièvres éruptives et des fièvres catarrhales.

442. — Les mesures préservatrices de la variole sont fondées sur deux doctrines distinctes qui s'excluent mutuellement. L'une de ces doctrines est celle de votre humble serviteur : attribuant cette maladie exclusivement à l'ingestion d'eau corrompue, elle prétend que le seul moyen prophylactique consiste à faire bouillir l'eau potable ; l'autre, qui est celle de la presque unanimité des médecins, ne reconnaît, comme cause de la variole, que les émanations et la contagion, et ne veut entendre parler que de vaccine et d'inoculation.

Je crois avoir prouvé surabondamment que la variole ne se propage *jamais* par contagion ou par infection ; qu'elle est *toujours* le résultat de la boisson d'eau corrompue (de 365 à 370).

Telles sont les prémisses de mon raisonnement.

Il me paraît suffisamment établi que la vaccine et l'inoculation variolique ont ordinairement un effet préservateur au moins temporaire contre la petite vérole. Quelle est l'action de ces pratiques sur la peau ? — C'est de la rendre réfractaire à l'éruption ; mais s'il est vrai que cette maladie ne se gagne ni par les voies respiratoires, ni par la peau, ces pratiques n'empêcheront ni la boisson d'eau corrompue, ni le transport dans le sang, par la veine-porte et par les vaisseaux chylifères, des êtres microscopiques de cette eau ingérée.

Dès lors la vaccine et l'inoculation, aussi bien qu'une première variole naturelle, n'ont d'autre effet, en empêchant l'éruption, que de retenir dans le sang ces êtres microscopiques ou humeurs, qui se porteront inévitablement dans l'appareil respiratoire pour y produire les maladies qui lui sont propres, ou reflueront vers l'intestin grêle pour y déterminer la fièvre typhoïde. Or l'éruption était le moyen employé par la nature, avant l'invention de la vaccine, pour débarrasser le sang de ces impuretés mortelles.

Grâce à la vaccine et à l'inoculation, il y a sans doute beaucoup moins de varioles et de rougeoles, mais elles sont remplacées par des maladies beaucoup plus graves, beaucoup plus meurtrières. C'est ce que le D\ Vernhes nous laisse entrevoir en affirmant que le croup est une rougeole non sortie (411) ; c'est ce que le D\ Verdé-Delisle nous montre, avec un grand talent, dans un ouvrage spécial.

On l'a bien vu en 1876-77 : jamais la fièvre typhoïde n'avait été si meurtrière à Paris ; et quant à la phthisie pulmonaire, elle emporte actuellement (avril 1877), plus de 200 personnes par semaine. — Pourquoi ? — Parce que, aujourd'hui, tout le monde est vacciné.

Encore une fois, faites bouillir votre eau potable, et vous n'aurez plus ni rougeole, ni variole, ni croup, ni coqueluche, ni angine, ni phthisie pulmonaire.

RÉCAPITULATION

DES EAUX POTABLES DIVERSES QUI DONNENT TELLE OU TELLE MALADIE ZYMOTIQUE.

443. — La *fièvre intermittente* est dûe à la boisson d'une eau marécageuse ; cette eau se rencontre dans les marais, dans les bois, dans les cloaques formés dans les campagnes après une grande inondation, dans les mares situées sur les bords des rivières en temps de sécheresse ; elle se rencontre aussi dans les puits, les fontaines et les sources qui communiquent par des terrains perméables avec ces marais ou ces cloaques (de 101 à 115).

La fièvre intermittente dégénère en dysenterie, en fièvre typhoïde ou en choléra, lorsqu'elle dure longtemps, ou que l'eau potable devient plus corrompue (de 132 à 141).

La *diarrhée* est dûe à l'eau tirée des rivières qui reçoivent les déjections des égouts des villes, des usines et des habitations riveraines, et à celle des puits qui dépendent de ces rivières (de 92 à 100).

Elle se transforme aussi en choléra, en dysenterie ou en fièvre typhoïde, lorsque l'eau devient plus corrompue (de 127 à 131).

La *dysenterie* provient surtout d'une eau dans laquelle ont séjourné des matières animales ; elle se montre ordinairement après de fortes chaleurs (304 et 305 et Note III).

Le *choléra* est le résultat de la boisson d'une eau corrompue qui a été élaborée successivement par de grands froids, de grandes chaleurs et une très-grande sécheresse dans les vastes bassins des rivières, et qui a été entraînée dans ces rivières par les premières pluies qui sucsèdent à la sécheresse (151).

Cette maladie prend des aspects différents selon que l'eau potable qui l'a causée participe de la nature d'eaux aptes à donner des affections différentes : ainsi ses symptômes se rapprochent quelquefois de ceux de la fièvre typhoïde (306) ou de ceux de la suette (361), ou de ceux de la fièvre intermittente (139 et 140).

La *fièvre typhoïde* paraît dûe principalement à une eau viciée par des matières fécales. L'eau des rivières en contient assez, après une certaine sécheresse, pour donner cette maladie (335).

La *variole* provient d'une eau corrompue formée pendant une sécheresse prolongée succédant à une inondation ; son summum d'intensité a lieu, comme pour le choléra, dès les premières pluies qui mettent fin à la sécheresse (32 et 33, 370 et de 373 à 377).

La *rougeole* apparaît à peu près dans les mêmes circonstances que la variole, et provient d'une eau potable moins corrompue (356).

La *suette* résulte d'une eau potable chargée de matières organiques spéciales aux régions élevées (363).

La *peste* est dûe tantôt à une eau potable qui s'est imprégnée de matières cadavériques pendant une inondation extrordinaire, et qui a longtemps croupi ; tantôt à une eau mélangée avec l'eau de mer chargée de substances cadavériques des poissons, et qui s'est infiltrée bien avant dans les terres après une sécheresse extraordinaire (386, 387 et 388).

La *fièvre jaune* se présente à peu près dans les mêmes conditions que la peste, mais surtout dans les ports du Nouveau-Monde (402).

Les *affections de l'appareil respiratoire* sont données par les mêmes eaux potables que les fièvres éruptives ; elles apparaissent de préférence à celles-ci ou leur succèdent lorsque le temps est froid et pluvieux, ou lorsque la vaccine ou l'inoculation a rendu la peau réfractaire à l'éruption (407 et suivants et 442).

ÉPIZOOTIE

444. — Les épizooties, comme les épidémies, *ont pour cause l'ingestion d'eau corrompue.*

Cette proposition paraîtra suffisamment établie si je prouve que les épizooties ont lieu généralement en même temps et dans les mêmes circonstances que les épidémies.

445. — « Le 11 septembre 1865, le Ministre de l'Agriculture et du Commerce, par une circulaire aux Préfets, donne des instructions relatives au typhus des bêtes. » (*Opinion nationale* du 12 septembre 1865.)

On sait que les instructions de ce genre sont renouvelées lorsqu'on annonce des cas assez nombreux de cette maladie. Cette circulaire est donc une preuve que le typhus des bêtes existait alors en France.

Je vais montrer, par quelques citations, qu'en effet, il y avait des épizooties dans beaucoup de localités en France, et à l'étranger en 1865.

446. — « 43 animaux de l'espèce bovine ont été abattus dans les départements du Nord et du Pas-de-Calais, pour cause de typhus ou de suspicion de typhus. » (*Opinion nationale* du 20 novembre 1865.)

447. — « Le 30 novembre et le 4 décembre 1865, on a abattu des troupeaux de zèbres, de yaks et de daims au Jardin d'acclimatation. » (*Opinion nationale* du 8 décembre 1865.)

Or le choléra existait alors à Paris. L'eau, dont s'abreuvaient ces animaux, était corrompue comme celle des Parisiens ; elle a dû les empoisonner.

448. — « On nous assure, » dit le *Moniteur de l'Oise* du 23 septembre 1865, « qu'une certaine mortalité règne sur les volailles du canton de Chaumont. Un seul cultivateur de Jaméricourt aurait perdu 350 poules. »

449. — Naples, 14 novembre 1865. « A Naples de nombreuses mouches meurent d'une maladie singulière. — A Torre del Greco, on a constaté une maladie des gallinacés. »

450. — « Du 5 au 11 novembre 1865, en Hollande, 933 animaux morts du typhus, et la semaine suivante 1010. » *(Opinion nationale.)*

TYPHUS DES BÊTES EN ANGLETERRE.

451. — « L'épizootie a débuté à Londres dans la première quinzaine de juillet 1865. »

« En Angleterre, le chiffre des animaux attaqués en 1865, depuis l'origine de l'épizootie, a été de 63,593 sur lesquels 13,137 ont été abattus, 34,861 sont morts, 5,805 guéris, 9,792 restent en traitement. » *(Opinion nationale* du 31 décembre 1865.)

452. — « Les symptômes des maladies des animaux en Angleterre en 1865 étaient les suivants :

« Lésions à toutes les muqueuses. L'intestin grêle présente des ulcérations que leur siége, leur étendue, leurs caractères permettent de comparer aux ulcérations de la fièvre typhoïde chez l'homme. »

La maladie des bêtes en Angleterre, c'était donc, en général, la fièvre typhoïde.

Y avait-il des épidémies en Angleterre en même temps que cette grande épizootie ? — Oui, des épidémies d'une gravité considérable. Je me contenterai d'établir cette assertion pour la ville de Londres, en m'appuyant sur les tableaux du Dr Vacher, de la mortalité en 1865.

453. — Je relève dans ces tableaux les chiffres suivants de la mortalité par chacune des maladies que je considère comme dûes à la même cause : l'ingestion d'eau corrompue, et que le Dr Vacher classe sous le titre de *Maladies zymotiques*.

NOMBRE DE DÉCÈS A LONDRES PAR CHACUNE DES MALADIES ZYMOTIQUES.

Par variole	646 décès
Par fièvre typhoïde	3232 —
Par rougeole, scarlatine, diphtérie, coqueluche, croup	7635 —
Par choléra	193 —
Par phthisie pulmonaire	8710 —
Par maladies des organes respiratoires	12581 —
Par maladies de l'appareil digestif	6758 —
dont 3557 par diarrhée	
Total	39755 décès.

Ainsi, il y a eu à Londres, en 1865, 39755 décès dûs, selon moi, à l'empoisonnement par l'eau corrompue. La maladie des hommes y existait donc en même temps que celle des bêtes.

— J'extrais du livre de M. Littré sur le choléra oriental le passage suivant :

« On a remarqué que, dans les maladies épidémiques, les animaux étaient souvent attaqués. Le choléra ne fait pas exception.

» Dans l'Inde, des chameaux et des chèvres sont morts de la diarrhée. On a vu des morts subites parmi les bêtes à cornes et les chiens.

» En Pologne, une épizootie meurtrière et contagieuse a régné sur les bêtes à cornes, peu de temps après que le choléra avait quitté ce pays pour passer en Prusse.

» A Astrakhan, des chiens sont morts dans les convulsions.

» En 1824, à Calcutta, les chiens sont morts d'accidents analogues à ceux du choléra.

» A Taganrog, dit le Dr Dobrodejeff, la volaille et les chiens ont été attaqués de symptômes semblables. Ces observations ont été faites sur plusieurs points. »

455. — Dans les siècles précédents, il en était de même :

« On vit, en Angleterre, en 1775, l'influenza attaquer en même temps les hommes, les chiens et les chevaux. (Ozanam.)

« En 355, Rome offre l'exemple d'une maladie à la fois épidémique et épizootique. »

Michel Saxon rapporte à l'année 441 une dysenterie terrible qui fit périr en Allemagne la plupart des bestiaux.

« D'après Caton le Censeur, Varon et Columelle, les épizooties provenaient presque toujours de l'extrême élévation de la température, et, par suite, *de la petite quantité et de la mauvaise qualité de l'eau potable*. La plupart se sont communiquées aux hommes. »

Remarquez, je vous prie, les mots soulignés ci-dessus : Autrefois, comme aujourd'hui, la *sécheresse* amenait *la corruption des eaux potables* et par suite l'empoisonnement des hommes et des bêtes.

Il ressort, en général, des chapitres d'Ozanam sur l'épizootie, que les maladies des bêtes ont souvent lieu en même temps que celles des hommes.

Je suis donc autorisé à conclure que les épizooties ont même cause que les épidémies ; que, par conséquent, elles sont le résultat de l'ingestion d'eau corrompue.

456. — En 1865 et 1866, pendant les épidémies de choléra, je n'ai pas entendu dire qu'il y ait eu, à Paris, une épizootie correspondante parmi les nombreux chevaux de la garnison, et des compagnies des omnibus et des petites voitures. Ces animaux ont-ils été tout-à-fait indemnes ?

— Je le croirais difficilement. Cependant je vais hasarder une explication de leur immunité relative :

Les quatre substances qui concourrent au travail de la digestion, à savoir : la salive, le suc gastrique, la bile et le suc pancréatique, mais surtout la bile, doivent avoir *une action destructive* des êtres organisés contenus dans l'eau corrompue. Une observation confirme cette manière de voir : On a constaté la présence d'infusoires dans les matières vomies par les cholériques, mais on n'en a point trouvé dans celles évacuées par la voie ordinaire. (Expériences Thiersch.) (C'est pourquoi je considère les évacuations abondantes, chez les personnes atteintes de choléra, comme un moyen employé par la nature pour guérir cette maladie.) Cette action destructive peut être assez énergique chez le cheval pour neutraliser les effets pernicieux de l'eau corrompue.

Sa nourriture spéciale, foin, orge, avoine, cette dernière surtout, dont on peut faire une boisson qui se rapproche de celle du thé, doit avoir aussi des propriétés antiseptiques. Nous voyons, en effet, les moineaux se nourrir de crottin de cheval.

Une dernière raison, et qui est peut-être la meilleure, c'est que les chevaux boivent peu d'eau, surtout lorsque leur instinct leur en décèle la mauvaise qualité.

487. — Les moyens prophylactiques et curatifs doivent être les mêmes pour les bêtes que pour les hommes. On doit donc faire bouillir l'eau qu'on leur donne à boire, avant la maladie pour la prévenir, pendant la maladie pour la guérir.

On ne devra donc plus abattre les animaux atteints du typhus comme on l'a fait jusqu'ici :

1º Parce que le typhus des bêtes n'est pas plus contagieux que le choléra, étant dû à la même cause ;

2º Parce qu'on peut les guérir en leur donnant à boire de l'eau bouillie en grande abondance.

INSTRUCTION RELATIVE A L'EAU BOUILLIE.

488. — Que le récipient dans lequel vous faites bouillir l'eau soit bien propre ; il y a avantage à ne l'employer à aucun autre usage.

La durée de l'ébullition doit être d'un quart d'heure.

A moins qu'elle ne soit très-pure, l'eau devient trouble après avoir bouilli ; elle laisse déposer des matières blanchâtres, et redevient claire ; on la décante ensuite pour la séparer de ces matières.

Pour la faire refroidir promptement, enveloppez d'un linge mouillé la bouteille ou la carafe qui la contient, et l'exposez à un courant d'air à l'ombre ; ce qui active l'évaporation de l'eau du linge.

Un second moyen souvent employé consiste à plonger les carafes dans un seau contenant de l'eau de puits.

Autre moyen dû à M. Henri de Parville :

On met deux ou trois verres d'azotate d'ammoniaque dans un seau d'eau, ce qui produit un assez grand froid. On y plonge la carafe à rafraîchir.

Pour reconstituer le sel afin de le faire servir de nouveau, on verse la dissolution dans des assiettes plates, ou, ce qui est plus prompt, on la fait bouillir. L'eau s'évapore et le sel reste.

On obtient ainsi une eau fraîche, hygiénique, et qui n'a pas le moindre goût désagréable, à moins qu'il ne soit dû à la casserole qui a servi à la faire bouillir.

Il est prudent de ne pas faire usage d'une eau dont l'ébullition remonte à plus de 24 heures.

459. — Une objection a été faite contre l'usage de l'eau bouillie : c'est qu'elle n'est pas aérée ; or, il suffit de l'agiter après l'avoir décantée, pour y faire dissoudre tout l'air nécessaire.

Du reste, il ne faut pas croire que l'aération de l'eau soit une condition bien importante : l'eau du Rhône, qui est très-hygiénique, puisqu'elle assure à peu près l'immunité des habitants de Lyon (204), contient beaucoup moins d'air que celles de la Seine et de l'Ourcq, qui causent tant de maladies aux Parisiens. (*Documents des eaux de Paris.*)

« Les chimistes savent qu'un grand nombre d'eaux minérales, surtout celles qui émergent des terrains primitifs et cristalisés, sont privées d'air, et cependant ces eaux sont très-facilement digérées. » (*Documents des eaux de Paris.*)

Les tisanes, les boissons de thé et de café ne contiennent point d'air ; on n'a jamais songé à s'en plaindre.

L'eau bouillie, même tiède, est préférable à l'eau ordinaire, surtout en temps d'épidémie. Peu importe qu'elle soit désagréable, si elle est salubre.

RÉFUTATION GÉNÉRALE

DE LA DOCTRINE DE L'INFECTION ET DE LA CONTAGION.

SOMMAIRE. — I. De l'infection. De la contagion. — II. Comment s'est établie la croyance à l'infection et à la contagion ? — III. Ce mode de propagation des maladies a pour conséquence inévitable l'extinction complète du genre humain dans un bref délai. — IV. Inanité de l'infection ou du miasme. — V. Inanité de la contagion. Observations contraires à l'hypothèse de la contagion.

§ I. DE L'INFECTION. — DE LA CONTAGION.

460. — L'*infection* comprend toute transmission par l'air qui serait contaminé par les émanations des marais, des cabinets d'aisance, des matières putréfiées, des corps et des déjections des malades.

La *contagion* comprend toute transmission par contact médiat ou immédiat avec les malades ou leurs vêtements.

§ II. COMMENT S'EST ÉTABLIE LA CROYANCE A L'INFECTION ET A LA CONTAGION ?

461. — Considérons l'eau d'un réservoir servant de boisson aux habitants d'une ville, et supposons que par suite de circonstances que nous avons décrites plus haut, cette eau devienne corrompue ; supposons qu'elle soit de nature à donner une épidémie, le choléra, par exemple, par l'usage quotidien qu'on en fait (151).

Tout le monde ne sera pas atteint à la fois ni également par cette sorte d'empoisonnement plus ou moins lent : les tempéraments les plus accessibles à la diarrhée seront plus tôt affectés. Celui qui fait exclusivement usage de cette eau en boisson, qui ne prend ni vin, ni café, ni thé, ni soupe, ni autres aliments bouillis, qui sale et épice peu sa nourriture, sera tout d'abord atteint. Entre cet individu et celui qui ne boit jamais d'eau ou en boit fort peu, et fait usage de toutes les substances qui la remplacent ou en neutralisent les effets pernicieux, il y a tous les degrés. Les cas de choléra, à partir du moment où l'eau est devenue assez pernicieuse, augmenteront donc progressivement : il y aura d'abord 1 cas, puis 4 ou 5, puis 15, puis 40, puis 100, puis 300, puis 1000, etc.

Comme, le plus souvent, l'eau dont il s'agit n'a pas cessé d'être limpide et inodore, il ne vient à l'idée de personne qu'elle soit la cause du mal, et l'on est porté à s'imaginer que la maladie a été apportée d'un pays étranger (125) et qu'elle s'est propagée ou par l'air infecté, ou par le contact des malades ou par leurs vêtements.

461 *bis*. — Cette explication de la croyance à l'infection et à la contagion, je la trouve en principe dans le passage suivant d'un mémoire du Dr Blondeau présenté à l'Académie des Sciences dans la séance du 22 avril 1850 :

« Les matières animales en dissolution dans les eaux, lorsqu'elles dépassent une certaine limite, exercent une action funeste sur l'économie ; elles peuvent donner la *dysenterie* et une foule de maladies qui paraissent *contagieuses* parce que toute une population va en puiser les germes aux mêmes sources. »

Il était tout naturel que les anciens, qui n'avaient ni le microscope, ni les connaissances actuelles en chimie, n'eussent pas le moindre soupçon que les épidémies pouvaient être causées par les eaux potables. Ils devaient donc les attribuer aux vapeurs fétides, à l'infection de l'air, à la contagion ; aussi le mot *peste,* par lequel on désignait autrefois toutes les maladies épidémiques, renferme-t-il l'idée d'un air infecté aussi bien dans les temps reculés qu'aujourd'hui.

§ III. LE MODE DE PROPAGATION DES MALADIES PAR INFECTION ET PAR CONTAGION A POUR CONSÉQUENCE INÉVITABLE L'EXTINCTION COMPLÈTE DU GENRE HUMAIN DANS UN BREF DÉLAI. DONC IL EST ABSURDE.

462. — En effet, dans cette hypothèse, dès qu'un homme est atteint, il communique sa maladie à 5 personnes, par exemple; celles-ci chacune à 5 autres, c'est-à-dire, à 25 personnes ; les 25 chacune à 5, produit : 125; les 125 infectent 625, et ainsi de suite. Il n'y a pas de raison pour que cette multiplication s'arrête avant d'avoir embrassé le genre humain tout entier ; à mesure que le nombre des malades augmente, l'infection doit augmenter, et l'air doit être absolument empesté.

Ce n'est pas moi qui tire cette conséquence de cette malheureuse doctrine, c'est M. Littré et bien d'autres. Je cite :

463. — M. Littré, (*du choléra oriental*): « Il reste inexplicable comment les premiers malades, qui, dans plusieurs villes, ont été si promptement isolés, et qui sont morts, ont pu infecter tant d'hommes, qui bientôt sont tombés malades dans d'autres quartiers ; et comment le mal n'en a pas gagné beaucoup d'autres, l'occasion de l'infection se multipliant à mesure que le nombre des malades augmente. Si le choléra était une vraie contagion, le nombre croîtrait proportionnellement avec les occasions d'infection. »

464. — Le Dr Adde Margras, de Nancy : « En 1832, le choléra ravagea la Capitale ; quelques mois après son invasion, tout avait disparu. Pourquoi cet arrêt tant qu'il y a des hommes ? »

465. — Le Dr Clot-Bey : « La marche de la maladie pendant les épidémies est un fait qui prouve qu'elle ne peut se répandre ni se propager, ni se transmettre par voie de contagion. S'il en était ainsi, le nombre des individus atteints devrait aller toujours croissant, et en proportion de la multiplicité des contacts ; il n'y aurait pas d'un jour, d'une semaine à l'autre, des diminutions, des accroissements intermittents. Le foyer d'infection s'agrandissant, l'agent morbide, les miasmes devraient croître en intensité, et c'est le contraire que l'on observe. »

La cause des diminutions et des accroissements intermittents, dont parle Clot-Bey, je la montre dans tout son jour dans les états quotidiens du choléra à Paris en 1832, en 1849 et en 1865. (176, 178 et 180).

§ IV. Inanité du miasme ou de l'infection.

466. — Le miasme n'est qu'un être de raison. On entend désigner par ce mot une matière infectieuse qui serait répandue dans l'air, et qui, pénétrant dans le corps de l'homme, lui communiquerait certaines maladies, et, en particulier, le choléra.

Cette matière infectieuse serait constituée par des êtres microscopiques organisés, animalcules, algues ou ferments, semblables à ceux qne l'on découvre dans les matières animales ou végétales en putréfaction. Ces êtres microscopiques résulteraient des exhalaisons des marais ou autres lieux infects.

Quel serait leur élément de production ? Les gaz exhalés des eaux infectes ou ces eaux elles-mêmes ? Ces gaz sont constamment emportés par les vents. S'ils renfermaient des êtres microscopiques, ceux-ci se disperseraient à l'infini dans l'atmosphère, de sorte que chacun d'eux se trouverait isolé dans un grand nombre de mètres cubes d'air. Dans cet état, ils ne trouveraient plus les conditions nécessaires à leur existence et devraient périr.

Mais il est évident que ces êtres organisés auraient pris naissance dans l'eau corrompue, ou dans les matières humides en putréfaction qui en contiennent des myriades. Ils ne peuvent exister hors de l'eau. En effet, de ce qu'ils sont nés et vivent d'abord dans l'eau, ils en ont la densité ; en s'élevant dans l'air, ils deviendraient 770 fois plus légers, c'est-à-dire, aussi légers que l'air ; or en occupant un volume 770 fois plus grand, ils perdraient leur organisation et périraient, se confondant ainsi avec les gaz méphitiques exhalés.

Ces gaz sont l'hydrogène, l'hydrogène carbonné, l'hydrogène sulfuré, l'oxyde de carbonne ; ils se dégagent des sulfates et des nitrates auxquels la matière organique, en se putréfiant, enlève l'oxygène. De ce que ces gaz ont une odeur caractéristique, on ne peut en conclure qu'ils contiennent des êtres organisés.

467. — Que faites-vous alors, me dira-t-on, des germes et corpuscules de M. Pasteur ? — Réponse : Il existe certainement dans l'air des poussières, que l'on aperçoit dans un rayon de soleil à travers une chambre obscure, et qui se déposent insensiblement sur nos meubles ; en se déposant sur la surface des eaux, elles peuvent à la longue les rendre moins pures ; elles peuvent déterminer la fermentation des liquides soumis aux expériences de M. Pasteur ; mais tant qu'elles sont dans l'air, elles ne sont point putréfiées, et ne peuvent avoir aucune action nuisible directe sur les animaux.

Si ces poussières atomiques constituaient des animalcules ou des germes dans l'air, ceux-ci devraient être précipités sur le sol avec la pluie, qui en serait altérée ; or c'est contraire à la réalité, à l'expérience de tous les temps et de tous les lieux. Les eaux de pluie sont toujours les plus pures, les plus inoffensives ; les eaux de citerne qui proviennent de la pluie, à Venise et partout ailleurs, sont toujours saines ; nous avons vu dans le mémoîre du Dr H. Blanc que les eaux de citerne ont toujours assuré l'immunité des troupes en Amérique et dans les Indes aux époques de choléra (278).

Les analyses des eaux pluviales y ont fait découvrir des traces d'ammoniaque, mais c'est une substance antiputride au premier chef.

468. — Les expressions d'air infecté, de maison, de vêtements infectés, de navire infecté, sont contraires aux notions les plus certaines sur la nature de l'air. En effet, l'air étant une matière inorganique, n'est pas susceptible de fermentation, de putréfaction. Des analyses nombreuses faites en vingt endroits de Paris, en temps d'épidémie, ont démontré que la composition en était toujours la même qu'en temps ordinaire.

« L'illustre Volta, de Côme, soumit l'air à une analyse rigoureuse, et reconnut que ses principes constitutifs étaient égaux en bonté, et dans la plaine où régnait une épidémie et dans les lieux élevés où elle ne s'était point montrée. » (Ozanam).

Il est donc certain que l'air atmosphérique ne peut jamais contenir de matière organique en quantité appréciable ou nuisible.

C'est tout le contraire pour l'eau, qui peut en contenir dans des proportions considérables ; par conséquent, c'est dans l'eau seulement qu'il faut chercher la cause des maladies dites zymotiques.

469. — L'inanité du miasme est encore démontrée par l'innocuité des émanations des mares, des égouts, des cimetières, des puisards, des fosses d'aisances, des charniers, des ateliers de poudrette et d'équarrissage, etc. Cette innocuité résulte des témoignages suivants :

470. — Le professeur Ambr. Tardieu : « Les émanations provenant des voiries des animaux morts n'ont aucune action nuisible sur les ouvriers employés dans ces voiries, ni sur les populations voisines. »

471. — M. Habert, de Copenhague, note lue à l'Académie des Sciences, 1855 :

« Les hommes, qui, pendant l'épidémie de choléra, ont été employés à vider les fosses d'aisance, et ceux des autres professions considérées comme insalubres ; ceux employés au transport des malades et des morts, furent, pour ainsi dire, complétement épargnés. »

472. Note de M. Jeannel empruntée au *Bulletin de l'Association scientifique de France* :

« Le projet d'assainir et d'utiliser les eaux des égouts de Paris, en les répandant sur 2000 hectares de cultures maraîchères, aux portes de Paris, a causé des appréhensions à quelques hygiénistes. On s'est demandé si la presqu'île de Gennevilliers, recevant chaque jour l'énorme apport de 240,000 mètres cubes d'eaux putrides, ne deviendrait pas un dangereux foyer d'infection, et ne menacerait pas la santé des populations, à Gennevilliers même, à Argenteuil, à Colombes, à Clichy, à Courbevoie, etc., et même jusqu'à Paris, dont les quartiers nord-ouest sont à deux kilomètres seulement des terrains irrisés. Cette grave question paraît résolue par la pratique : Les habitants des villages les plus rapprochés, les cultivateurs, qui vivent sur le sol fertilisé par les eaux d'égout, ne sont sujets à aucune des maladies qu'on serait porté à redouter (fièvres paludéennes, affections typhiques). »

Commentaire. — Savez-vous pourquoi ces cultivateurs sont exempts de ces maladies ? C'est parce que ces maladies étant le résultat de l'ingestion d'eau corrompue, ils ne font pas usage de l'eau de leurs puits, mais en font venir de bonne qualité.

473. — Le Dr Foy nons apprend que, en 1831, à Varsovie, la ville basse n'avait que de l'eau de puits recevant les infiltrations de la Vistule, alors très-basse et nauséabonde, tandis que la ville haute recevait l'eau d'un aqueduc qui l'amenait de Bagatelle, située à deux lieues de la ville. Cette dernière était d'excellente qualité. La ville basse était fortement éprouvée par le choléra ; la ville haute n'en avait pas un seul cas : « Quoique les lois hygiéniques fussent bien observées dans la ville haute » dit-il, « il y avait des ruisseaux recouverts de planches et bordant les trottoirs, desquels s'exhalaient, pendant les chaleurs, l'odeur la plus infecte. » Et, cependant, cette innocuité de l'odeur la plus infecte existait dans une ville décimée par le choléra !

Aussi le Dr Foy ajoute-t-il : « Le choléra est dû à une autre cause que la mauvaise nourriture, la malpropreté des vêtements et des maisons, puisqu'il en est toujours ainsi dans les temps ordinaires. »

474. — Le Dr Clot-Bey me fournit un argument d'une grande valeur contre la transmission des maladies par infection. Je le donne au n° 390.

475. — *Expérience sur des lapins.* — Le Dr Vacher, député de la Lozère, m'a raconté ce qui suit : « On a donné à des lapins une nourriture contenant des déjections cholériques ; ces animaux ont été pris de choléra et en sont morts. On a placé d'autres lapins dans une cage que l'on a entourée de linges trempés dans les mêmes déjections ; ces derniers ont éprouvé le même sort. » — Donc, conclut le Dr Vacher, le choléra est communiqué aussi par les miasmes.

RÉFUTATION. — Quelle nourriture a-t-on donnée aux derniers lapins ? Sans doute du pain, ou de la farine, ou du son, ou une autre substance *sèche* délayée dans une certaine quantité d'eau. Or cette eau était probablement corrompue puisqu'on était en temps de choléra. La nourriture de ces lapins contenait donc des infusoires, des cryptogames ou des ferments semblables à ceux renfermés dans les déjections cholériques : ils en ont été empoisonnés.

§ V. INANITÉ DE LA CONTAGION.

476. — Maintenant, au risque de me répéter, je vais prendre à partie quelques élucubrations de messieurs les contagionistes :

« 19 fois sur 20, » dit le Dr Pellarin, « l'invasion du choléra dans une localité a été précédée de l'arrivée de quelques personnes provenant des lieux déjà envahis. L'épidémie a été créée ainsi successivement à Damas, à Alexandrie, au Caire, à Ancône, à Marseille, et voilà comment elle se produit toujours et de la même façon, et par des voyageurs exclusivement, et qu'elle se produira de même bientôt à Aix, à Avignon et à Paris. »

Notez d'abord qu'il n'y a pas eu de choléra à Aix, ni à Avignon en 1865, malgré cette prédiction.

Rien n'est plus spécieux que ce raisonnement du Dr Pellarin, mais rien n'est si contraire à la logique des faits. Je le prouve :

Dès qu'une épidémie éclate quelque part, il se produit aussitôt une émigration de tous les habitants qui ne sont pas retenus par une impossibilité absolue ; et c'est avec raison, car c'est le meilleur moyen reconnu de préservation (puisqu'on change d'eau potable). Ainsi, nous avons appris par les journaux que, à l'époque du choléra, en 1865, 80,000 personnes avaient déserté Constantinople ; que plus d'un tiers des habitants avaient quitté Toulon et Marseille.

Donc il n'y aura pas seulement quelques personnes provenant des lieux infectés qui se rendront de Damas à Alexandrie, d'Alexandrie à Ancône, d'Ancône à Marseille, etc., il y en aura cent, il y en aura mille, et l'on pourra toujours supposer qu'ils ont apporté le choléra à la ville où ils se sont réfugiés. Mais si les voyageurs prétendus infectés vont d'Alexandrie à Damas, ou de Marseille à Alexandrie, ils ne parviendront pas à restituer à la dernière ville une épidémie dont elle vient d'être délivrée. C'est contraire à la loi qui régit la marche du choléra, marche qui s'effectue fatalement d'Orient en Occident, et non en sens contraire (183).

477. — Le Dr Pellarin écrit encore ce qui suit :

« Des sujets partis de Marseille avec le germe du choléra peuvent le communiquer à leur arrivée à Paris, de sorte que l'épidémie passera *immédiatement* de Marseille à Paris. »

Pour tenir un tel langage, il faut avoir une foi bien robuste en la contagion, et c'est l'excuse d'un médecin d'aussi grand mérite. Mais rien n'est si contraire aux faits les mieux établis : en 1865, à l'époque du choléra, le tiers de la population s'est enfui de Marseille. Il est certain qu'un millier de personnes au moins ont dû se réfugier à Lyon et à Paris ; ont-elles communiqué l'épidémie à ces deux villes ? Nullement. Lyon est resté indemne, et quant à la Capitale, elle n'a été atteinte qu'en octobre, à peu près en même temps que Marseille en était délivré. Cependant, le choléra sévissait dans cette dernière ville depuis les premiers jours du mois d'août. Les voyageurs ne l'ont donc pas *fait passer immédiatement* à Paris ?

478. — Parmi les inventions qui montrent la fécondité d'imagination des contagionistes, je veux encore relever celle-ci :

« Les lieux les plus fréquentés, qui sont les centres des communications les plus faciles, les plus nombreuses, sont particulièrement sujettes au choléra. » (Séance de l'Académie des sciences du 5 juin 1875.)

Il est vrai que la ville de Lyon, qui se trouve dans cette condition, les embarrasse, tandis que, pour moi, elle doit son immunité à la pureté relative de ses eaux potables.

D'après la doctrine de ces messieurs, le boulevard des Italiens, qui est le plus fréquenté de Paris et même de toute la France, devrait être le plus éprouvé ; or nous savons qu'il appartient à l'un des arrondissements les plus indemmes.

D'un autre côté, M. Bonjean, de Chambéry, nous apprend qu'en Savoie, il y a tel village dont tous les habitants sans exception ont été emportés par le choléra, et il s'agit de villages perdus dans les montagnes, et où les communications sont rares et difficiles.

Décidément, messieurs les contagionnistes n'ont pas la main heureuse !

OBSERVATIONS CONTRAIRES A LA CONTAGION.

479. — Les faits sont plus puissants que les paroles, et c'est par des faits que je veux clore cette discussion. Lorsqu'on les oppose à messieurs les contagionistes, ils prononcent les mots *idiosynchrasie, réceptivité*, et ces mots magiques répondent à tout. Voyez et jugez :

480. — En 1854, pendant mon séjour en Crimée, où je faisais partie du personnel télégraphique de l'armée d'Orient, j'ai eu l'occasion de me convaincre de l'inanité de la contagion cholérique.

Deux soldats étaient attachés à mon bureau, en qualité d'ordonnances et pour porter les dépêches aux autorités militaires de Kamiesch. Ils couchaient ensemble. Une nuit, l'un d'eux vint m'éveiller et m'annonça que son camarade était pris de choléra. (J'avais remarqué que ce dernier allait fréquemment à la selle depuis quelques jours.) Je me levai et je me rendis à sa tente. Comme j'avais entendu dire que les frictions procuraient du soulagement, je passai la main sous sa couverture, du côté de la tête, sans le découvrir et je lui frottai le ventre pendant une demi-heure. Dans cette situation, je respirais son haleine à pleins poumons, et je m'imprégnais de sa sueur. — Eh bien ! je n'ai pas éprouvé le moindre malaise ! Son camarade qui avait couché avec lui jusqu'au dernier moment, resta complétement indemne. Le jour venu, le malade fut porté à l'ambulance où il mourut.

Il paraît que son camarade ni moi nous n'avions la réceptivité !

481. — Les récits suivants que j'extrais du livre du D^r Ch. de Vauréal, n'ont pas besoin de commentaire :

« J'ai vu mourir de choléra trois femmes accouchées l'une depuis trois semaines, l'autre depuis deux mois, et l'autre depuis cinq. Elles n'ont cessé d'allaiter qu'à la période bleue, alors que le lait a tari, et les enfants n'ont point eu le choléra. »

« J'ai vu, par contre, périr du choléra deux enfants au sein, l'un de quatre, l'autre de neuf mois ; les mères qui les nourrissaient, ont continué à leur donner le sein autant que l'état de la respiration de ces enfants leur a permis de téter, et, cependant, elles n'ont pas été prises de choléra. »

Le contagioniste : « Ces mères et ces enfants restés indemnes n'avaient pas la *réceptivité*. »

482. — « En 1835, le choléra décimait la population de Livourne ; 30,000 personnes fuient à Pise, qui n'en est éloigné que de trois lieues ; un grand nombre meurent ou guérissent de la maladie, et pas un seul habitant de Pise n'est atteint de choléra. » (Dr Clot-Bey.)

COMMENTAIRE. — A cette époque l'eau potable de Pise était salubre.

Le contagioniste : « Les habitants de Pise n'avaient pas la *réceptivité.* »

483. — Les cinq cents médecins des Indes Anglaises dont les réponses ont été consignées et analysées dans le rapport du Dr Murray, sont d'accord sur un point très-important, c'est que le choléra n'est jamais transmis par l'haleine ou par le toucher des cholériques. »

484. — Les épidémies de choléra au Caire, en 1834, 1840 et 1848, auxquelles j'ai assisté, m'ont confirmé dans cette opinion que cette maladie n'est nullement contagieuse. » (Clot-Bey.)

485. — Remarque. Ce sont précisément les médecins, qui, comme ceux de Paris, n'ont pu, de leur propre aveu, constater personnellement la contagion, ni l'infection, qui sont le plus partisans de cette hypothèse.

NOTE I.

Rapport de Jussieu.

486. — « C'est aux causes naturelles auxquelles je m'attache, et surtout à celles qu'une sécheresse telle que nous l'avons éprouvée à Paris, en 1731, nous a fait apercevoir dans l'usage des eaux de la Marne et de la Seine, dont la qualité se trouva assez considérablement altérée pour qu'il s'en suivit plusieurs maladies populaires qui ont régné pendant l'Été et l'Automne de cette année-là.

Bien loin que le défaut de pluie eût ôté à l'eau de Seine sa limpidité, il semblait, au contraire, qu'elle fût devenue plus légère, plus limpide que jamais, parce qu'elle ne se trouvait mélangée ni avec de la terre, ni avec d'autres particules de substances étrangères, capables de l'épaissir et de lui ôter sa couleur et sa limpidité naturelles, comme il arrive aux rivières qui, étant grossies par les pluies, par des ravines et des torrents, charient pendant longtemps un limon qui les trouble.

« On ne voyait aucun corps plus apparent que certaines plantes, qui, à l'occasion de cette sécheresse, ont été, cette année-là, plus abondantes, mieux nourries, et plus étendues dans le lit de la rivière qu'elles ne le sont ordinairement. On a vu le même phénomène dans la Marne, dans tous les ruisseaux des environs de Paris qui se perdent dans la Seine, même dans les étangs et dans les réservoirs qui se tirent de cette rivière et des autres ruisseaux.

» C'étaient surtout deux espèces de plantes, *des hippuris* et *des con-*

ferves, ou mousses d'eau, dont les petites mares d'eau dormantes, répandues tout le long du lit de la rivière, étaient pleines qui, par le défaut d'eau suffisante pour les couvrir entièrement, se fanaient à l'extrémité de leurs tiges et se corrompaient ensuite par le pied. »

» L'eau de Seine, en communication avec ces mares, était ainsi de même nature que celles de *marais* ou de *lac*, qui sont chargées de la qualité des plantes qui s'y pourrissent.

» Les maladies de cette année 1731 étaient des *maux de gorge, des fièvres pernicieuses opiniâtres.* »

« De Jussieu ajoute que les personnes qui par la situation de leurs maisons étaient dans les quartiers où l'on ne faisait usage que de l'eau de fontaine, furent exemptes des maladies de celles qui ne buvaient que de l'eau de Seine. »

NOTE II.

Choléra a Toulouse en 1854.

487. — M. le Dr Armieux, de Toulouse, a daigné, sur ma demande, m'envoyer son mémoire couronné par l'Académie des Sciences en 1875. Pour lui exprimer ma reconnaissance, je vais donner ici un commentaire de ce mémoire, où je puise des arguments précieux en faveur de ma thèse.

L'extrait suivant comprend l'histoire du choléra à Toulouse en 1854, depuis le commencement :

« Du 25 août au 12 septembre, une quarantaine de cas se montrent dans le quartier Saint-Pierre ; l'hôpital militaire voit plusieurs cas éclater dans ses salles pendant cette période.

« Le 12 septembre, l'épidémie se déclare au pénitencier situé à Saint-Michel. Le 22 septembre, le choléra franchit la Garonne ; un premier cas se déclare à Saint-Cyprien ; les 29 et 30, dix cas nouveaux par jour dans cette partie de la ville. Du 1er au 6 octobre, l'épidémie fait de nouvelles victimes dans les faubourgs Saint-Michel et Saint-Cyprien. Quelques cas sont également signalés dans le centre de la ville.

» Le 8 octobre, une crise météorologique se déclare ; le vent passe au sud-ouest. Un grand orage éclate. L'épidémie prend dès lors une grande énergie. Les cas sont nombreux, les décès rapides, toute la ville est envahie et frappée.

» Du 29 septembre au 8 octobre, il n'y avait que de 10 à 12 cas par jour. Le 9, il y en a 35 ; le 10, 108 cas ; le 11, 80 ; le 12, 74 ; le 13, 28 cas ; le 14, 31 cas ; le 15, 22 cas ; le 17, 14 cas ; le 18, 28 cas. »

COMMENTAIRE. — En 1854, la ville de Toulouse était alimentée par l'eau de la Garonne, filtrée au moyen d'un terrain perméable *ad hoc* et recueillie dans un réservoir appelé le Château-d'Eau. C'est de ce réservoir qu'elle était distribuée par des conduites dans toute la ville et les faubourgs.

Mais, en 1854, la Garonne étant très-basse à cause de la sécheresse, il y avait pénurie d'eau ; et, comme il y en avait à peine pour la partie centrale de la ville, les faubourgs en furent privés, et leurs habitants durent se pourvoir de l'eau des puits ou des fontaines des particuliers. Or, les puits, dans une ville très-ancienne comme Toulouse, reçoivent, par infiltration, beaucoup de matières infectes provenant des puisards et des fosses d'aisances, et même d'anciens cimetières. En outre, l'eau de ces puits était à un niveau très-bas, vu la sécheresse ; elle devait donc être corrompue et constituer un agent toxique.

Le quartier Saint-Pierre, presque entouré par la Garonne et le canal du Midi, dont l'eau était bourbeuse et croupissante, devait être et a été atteint le premier. Le faubourg Saint-Michel, se trouvant dans des conditions un peu moins défavorables, a été atteint le second. Le faubourg Saint-Cyprien, séparé de la ville par la Garonne, devait avoir l'eau de ses puits un peu plus salubre : il ne fut atteint qu'après les deux précédents.

Enfin, la ville entière est frappée après la grande pluie d'orage du 8 octobre. Cette pluie, entraînant dans le fleuve toutes les immondices de la campagne, toutes les mares infectes résultant d'une grande sécheresse, l'eau de ce fleuve est devenue tout-à-coup bourbeuse et corrompue. Emmagasinée dans le Château-d'Eau, après avoir été filtrée à travers le terrain perméable *ad hoc*, elle a pu être limpide, mais elle n'en conservait pas moins des algues et des infusoires, et surtout les germes de M. Pasteur, et des matières organiques en dissolution. Cette eau, distribuée aux habitants, les a empoisonnés, leur a donné le choléra.

Quoique l'orage ait éclaté le 8, ce n'est pas le 8 que le nombre des malades a décuplé, c'est le 10, alors que les eaux potables ont eu le temps d'être bues et de produire leurs effets pernicieux. Mais à partir du 10, le nombre des cas va en diminuant, parce que les eaux infectes de la rivière se sont écoulées, et ont été remplacées par d'autres de plus en plus saines.

NOTA. — Les renseignements que je viens de donner sur les eaux de Toulouse, m'ont été fournis par M. Manaut, employé du télégraphe, qui les a obtenus de la mairie de cette ville.

NOTE III.

Addition à la Dysenterie.

Le tirage du chapitre relatif à cette maladie étant effectué, j'ajoute ici quelques documents très-concluants, extraits de l'histoire médicale des maladies épidémiques d'Ozanam, tome III.

§ I. Preuves directes que la dysenterie est due a l'ingestion d'eau corrompue.

(A) « Une dysenterie afflige l'armée danoise en Scanie, dans l'été de 1677. On attribua cette épidémie à l'eau croupie et à la bière corrompue que les soldats buvaient, et à l'air chargé d'exhalaisons impures. » (Ozanam, tome III, page 286.)

Commentaire. — La boisson corrompue fut la seule cause. Voir pour les exhalaisons ce que j'ai dit aux nᵒˢ 330 et 331.

(B) « En 1784, une dysenterie épidémique attaqua toute l'armée anglaise réunie en Hollande. Ceux qui purent se procurer du vin ne contractèrent pas la maladie. » (Id., p. 289 et 290.)

Donc c'était la boisson d'eau qui la causait.

§ II. La dysenterie est précédée de diarrhées ou de fièvres.

(C) « En 1652, aux fièvres intermittentes, qui régnaient à Copenhague, succéda une dysenterie maligne qui, dans l'espace de trois mois, fit périr plusieurs milliers de personnes, » (Id., p. 283.)

(D) « Dès le commencement d'avril 1736, les diarrhées bilieuses furent fréquentes à Nimègue ; mais, au mois de juillet, elles se transformèrent en dysenteries, qui furent à la fois épidémiques et contagieuses. » (Id., p. 287.)

(E) « Dans le canton de Berne, Suisse, en 1765, la dysenterie compliquée de fièvre putride se manifesta après bon nombre de fièvres de cette dernière nature, qui avaient paru l'année précédente. » (id., p. 297.)

§ III. La dysenterie apparait après de grandes craleurs et de grandes sécheresses qui ont corrompu les eaux potables.

(F) « En 1626, à la suite d'un printemps chaud et pluvieux, et d'un été *sec et brûlant*, la dysenterie se manifesta à Francfort-sur-le-Mein et dans les environs. » (Id., p. 282.)

(G) Le printemps et l'été de 1684 furent *très-chauds et très-secs*. La Westphalie fut en proie à une dysenterie des plus violentes. La garnison de Minden en fut très-maltraitée. » (Id., p. 286.)

(H) « Épidémie dysentérique en Allemagne et surtout à Mayence, de 1757 à 1759. L'été de 1757 fut un des *plus chauds* qu'on eut vus. La dysenterie attaqua une armée française de 20,000 hommes. Dans le même temps, elle régnait en Bohême, parmi les troupes prussiennes et impériales, ainsi que dans la Gueldre, le Hanovre et la Westphalie. » (Id., p. 292.)

(I) « Une dysenterie succéda dans l'automne de 1763, au catharre épidémique de Vienne (Autriche). Cette épidémie fut attribuée à des jours froids et pluvieux qui succédèrent tout à coup *aux chaleurs extrêmes* de l'été. » (Id., p. 292.) (Voir 151.)

§ IV. Les militaires, n'ayant que de l'eau pour boisson, sont particulièrement sujets a la dysenterie.

Cette proposition est confirmée par les documents ci-dessus, *(A)*, *(B)*, *(G)*, et *(H)*, et par les suivants :

(J) « En 1792, la moitié de l'armée ennemie périt de dysenterie aux environs de Longwy et de Verdun. — Privations de substances. » (Id., p. 302.)

(K) « Épidémie dysentérique, en 1793, dans l'armée française en Italie. » (Id. p. 304).

(L) « Dysenterie épidémique dans la garnison de Mantoue, en 1811 et 1812. » (Id., p. 307.)

Commentaire. — Les grandes agglomérations d'hommes, armées, pélérinages, foires, sont particulièrement exposées aux maladies épidémiques, parce que les eaux de bonne qualité ne sont presque jamais assez abondantes pour tant de monde. On est donc réduit à faire usage d'eaux corrompues qui le plus souvent ne décèlent pas leur nature pernicieuse.

§ V. Prophylaxie et traitement.

La *prophylaxie* est indiquée : il suffit pour se préserver de la dysenterie de faire bouillir l'eau destinée à la boisson.

Le *traitement* applicable à cette maladie doit être le même que celui qui réussit toujours contre le choléra, c'est-à-dire, des boissons abondantes d'eau bouillie, ou distillée (283), ou d'eau de lentilles (286), ou d'eau de poulet (287), ou d'eau de veau (288).

Je me suis guéri moi-même d'une dysenterie violente, dans une dizaine d'heures, en ingurgitant environ six litres d'eau de riz très-chaude, légèrement salée.

NOTE IV.

COMMENT LES EAUX DES PUITS ET DES SOURCES, ORDINAIREMENT SAINES, DEVIENNENT CORROMPUES.

J'ai déjà indiqué (du nᵒ 6 au nᵒ 16) comment s'opère cette corruption. Voici un autre procédé dont se sert la Nature pour amener ce résultat :

Après une sécheresse exceptionnelle, le niveau de l'eau baisse considérablement dans les puits. Alors certaines eaux putrides, qui étaient retenues au dehors, en temps ordinaire, par la pression intérieure de cette eau, s'y déversent : une épidémie en est la conséquence.

Si une armée est campée dans la localité soumise à cette sécheresse, l'épuisement est plus complet ; le fléau devient plus intense, et attaque à la fois l'armée et les habitants.

Il faut expliquer de même la corruption temporaire de sources réputées très-pures. Lorsqu'elles sont abondantes, les eaux souterraines, qui les alimentent, exercent, contre les couches imperméables entre lesquelles elles coulent, une certaine pression qui les fait sortir partiellement, à travers des fissures, dans des mares remplies de matières putréfiées. Mais lorsqu'une sécheresse exceptionnelle les a taries, comme nous l'avons vu en 1863 dans l'épidémie de Rueil (nᵒ 376 *bis*), cette pression diminue ou cesse, et alors les eaux putrides des mares pénètrent dans la couche aquifère par lesdites fissures, et les sources en sont contaminées.

Comme de pareilles sécheresses n'ont lieu que tous les dix, quinze ou vingt ans, et que les eaux de source n'ont pas cessé d'être limpides, on ne les soupçonne point d'être la cause des maladies épidémiques rougeole, suette, variole, etc., et l'on accuse l'air d'être le véhicule de prétendus germes aptes à les donner.

C'est dans de semblables conditions que se trouvaient les eaux potables de Croydon, qui causaient les épidémies de fièvre typhoïde racontées par le Dr Carpenter (329). « Ce médecin avait reconnu que les cas de cette maladie coïncidaient avec des intermittences dans le service avec des eaux, intermittences après lesquelles les eaux étaient parfois louches et odorantes. Il en conclut qu'en traversant un sol imprégné de matières putrides, les conduites des eaux, qui étaient en fer, devaient s'être corrodées dans quelques points, et qu'il y avait des fuites. Tant que la pression se maintenait dans ces tuyaux à son chiffre normal, qui était de quatre atmosphères, ces perforations n'avaient d'autre inconvénient qu'une perte de liquide ; mais si, par des dépenses d'eau imprévues, comme celles résultant d'un incendie, ou par suite de réparation dans quelques parties du système des conduits, les tuyaux se trouvaient vides dans quelques points, ou si la pression y était notablement diminuée, alors des gaz méphitiques ou des liquides putrides pouvaient trouver accès dans leur intérieur. » (Dr G. de Mussy.)

Une grande sécheresse pouvait aussi déterminer la diminution ou l'absence de pression dans les tuyaux de Croydon.

NOTE V.

LES ENFANTS ÉLEVÉS A LA MAMELLE SONT EXEMPTS DES MALADIES ZYMOTIQUES PARCE QU'ILS NE BOIVENT PAS D'EAU.

Cette proposition a déjà été établie pour la variole au n° 379, pour la variole et la suette au n° 377 *bis*, et pour la coqueluche au n° 420. Je vais l'établir encore pour la rougeole.

Le Dr Rascol (Épidémie de rougeole observée à Murat, Tarn), en 1857 : « Un seul enfant était âgé d'un an ; c'était le plus jeune de ceux qui ont été atteints. »

Le Dr Marié (Épidémie de rougeole à Callas (Var), en 1858) : « L'épidémie a surtout régné sur les enfants des deux sexes compris entre deux ans et huit ans. Les deux âges extrêmes que j'ai rencontrés dans ma pratique, sont d'un côté 5 mois, de l'autre 50 ans. »

Le Dr Hecquet (Épidémie de rougeole à Abbeville (Somme), en 1855 : « La rougeole, qui dura cinq mois, avait été précédée de coqueluche et suivie de pneumonie. Sur 205 cas de rougeole, il y en eut 93 d'enfants âgés de moins de 4 ans ; le plus jeune de nos malades avait

quinze mois. L'épidémie est d'autant plus redoutable que les enfants
sont plus jeunes. »

Conclusion. — La rougeole aurait dû sévir avec plus de rigueur sur
les enfants à la mamelle que sur les autres, puisqu'ils étaient les
plus jeunes, si cette maladie n'était point dûe exclusivement à l'eau
potable qu'on ne leur donne presque jamais.

———

NOTE VI.

Un dernier mot sur le choléra.

J'ai dit, après le Dr Netter, qu'il fallait proscrire tout traitement
ayant pour but d'arrêter les vomissements et les évacuations alvines
(297). Cependant, un ouvrage de M. le Dr Rengade, qui se vend aujourd'hui par livraisons dans les kiosques, conseille encore d'arrêter
les évacuations en administrant des morceaux de glace. Ce médecin
reconnaît qu'un certain nombre de ses malades sont emportés ensuite
par la fièvre typhoïde ; c'est la conséquence de cette médication : En
retenant dans l'intestin le ferment ou les liquides septiques qui,
d'après les Drs de Larroque et Jules Guérin, y produisent les lésions
typhoïdes (322, 323 et 324), on rend ces lésions inévitables.

Lisez donc les *Vues nouvelles sur le choléra* du Dr Netter. Il n'y a
qu'un remède toujours efficace contre cette maladie : les boissons
abondantes d'eau bouillie, et l'injection veineuse pendant la cyanose.
Jamais ses cholériques ne prennent la fièvre typhoïde (283).

Il ne faudrait pas croire que le choléra ne reviendra pas encore
promener ses ravages de l'Est à l'Ouest. Les grandes sécheresses des
Indes, des deux dernières années, qui ont produit la famine dans cette
contrée et y ont déterminé récemment le choléra en infectant les eaux
potables, se montreront successivement jusqu'aux régions occidentales
de l'Europe, et seront suivies aussi d'épidémies. On se préservera en
faisant bouillir l'eau.

———

NOTE VII.

Addition à la fièvre intermittente.

(A). La fièvre intermittente sur un navire est le résultat de l'ingestion d'une eau marécageuse dont on a fait provision. — *(B).* Pourquoi les pays marécageux, étant sujets à la fièvre intermittente, y a-t-il néanmoins beaucoup de contrées marécageuses qui en sont exemptes ? — *(C).* Pourquoi la fièvre intermittente dans le voisinage des marais est-elle remplacée quelquefois par la dysenterie ? — *(D).* Projet d'expériences destinées à établir si la fièvre intermittente peut être donnée par les effluves marécageux. Expériences analogues pour la variole. — *(E).* Traitement de la fièvre intermittente.

(A). La fièvre intermittente sur un navire est le résultat de l'ingestion d'une eau marécageuse dont on a fait provision. (Voir n⁰ 110).

Le médecin allemand Griesinger : « L'eau d'un marais a été bue et a reproduit la maladie des marais : dans l'observation si connue de Boudin, cent soldats d'un vaisseau furent atteints des formes graves de la fièvre intermittente, après avoir bu pendant plusieurs jours d'une eau qui provenait d'un marais, tandis que le reste des hommes de l'équipage, buvant une eau puisée à une autre source, restèrent bien portants. Des exemples de même nature existent aujourd'hui et en assez grand nombre. »

Conclusion. — Il est évident ici que les émanations palustres n'ont été pour rien dans la production de cette maladie.

(B). Pourquoi, les pays marécageux étant sujets a la fièvre intermittente, y a-t-il néanmoins beaucoup de contrées marécageuses qui en sont exemptes ?

Le Dᵣ Griesinger, qui constate ces faits, ajoute : « Nous ne connaissons pas la cause de cette immunité. »

La cause, la voici :

Les fièvres sévissent dans les pays marécageux, lorsque les puits et les fontaines, dont l'eau sert de boisson, communiquent avec les marais par des terrains perméables. Mais lorsque les puits et les fontaines sont séparés des marais par des couches imperméables, ils ne participent point de leur nature, et ne donnent pas de fièvre. Cependant, les effluves marécageux sont transportés dans les deux cas vers les populations voisines ; aucune d'entre elles ne devrait rester indemne, si ces effluves avaient une action pernicieuse sur l'économie. Il faut en conclure que c'est toujours l'ingestion de l'eau marécageuse qui cause la fièvre intermittente, jamais le miasme paludéen.

(C). POURQUOI LA FIÈVRE INTERMITTENTE DANS LE VOISINAGE DES MARAIS EST-ELLE REMPLACÉE QUELQUEFOIS PAR LA DYSENTERIE ?

Le Dr Griesinger : « Si dans quelques circonstances l'eau marécageuse ne développe point la fièvre intermittente, mais produit d'autres maladies telles que la dysenterie, on peut admettre que tantôt l'eau contenait certains principes qui faisaient germer la fièvre, que tantôt elle n'en renfermait point. »

EXPLICATION : Pour que la dysenterie parût de préférence à la fièvre, il suffisait que le marais eût reçu accidentellement quelques matières cadavériques, qui devaient changer la nature de la corruption de l'eau.

(D). PROJET D'EXPÉRIENCES DESTINÉES A ÉTABLIR SI LA FIÈVRE INTERMITTENTE PEUT ÊTRE DONNÉE PAR LES EFFLUVES MARÉCAGEUX. — EXPÉRIENCES ANALOGUES POUR LA VARIOLE.

Faites venir en tonneau de l'eau d'un marais dans le voisinage duquel sévissent les fièvres intermittentes. Remplissez-en une auge que vous placerez dans la chambre où vous séjournez habituellement. Pour supprimer tout soupçon de l'intervention d'une cause étrangère, faites bouillir votre eau potable. Si, maintenant, vous gagnez la fièvre, vous serez en droit de conclure que les émanations des marais sont capables de la donner ; dans le cas contraire, vous reconnaîtrez avec moi que l'ingestion seule d'eau paludéenne en est cause.

Il serait facile d'établir de même si la variole peut se transmettre d'un sujet qui en est atteint aux individus qui séjournent dans la même salle. Il suffirait d'y admettre des enfants rigoureusement élevés à la mamelle, ou d'autres enfants auxquels on ne donnerait en boisson que de l'eau bouillie quelques jours avant l'expérience, et pendant sa durée. Si la variole attaque un seul de ces enfants, je vous accorderai qu'elle est infectieuse.

(E). TRAITEMENT DE LA FIÈVRE INTERMITTENTE.

J'ai montré tant d'audace en ce mémoire, qu'il me coûte peu d'en donner un exemple de plus :

De même que les boissons abondantes d'eau bouillie, légèrement salée, guérissent du choléra et de la dysenterie, elles doivent guérir des deux maladies qui en sont toujours le prélude l'une ou l'autre, c'est-à-dire, de la diarrhée et *de la fièvre intermittente.*

ERRATA.

Au n° 130, 4e ligne, lire : un empoisonnement *lent* par l'arsenic.

Au n° 146, 1re ligne, lire : employée au n° 144.

Au n° 209, 17e ligne, lire : ancienne *et* en ville haute.

Page 73 et suivantes : Dans le § VIII du choléra, on a fait précéder, par erreur, chacun des titres des sujets, qui y sont traités, du signe §, de § I à § XI. Ces onze signes doivent être considérés comme nuls.

Page 75, 6e ligne, lire : (154 et 184).

Au n° 249, 1re ligne, lire : Hurdward.

Au n° 290, 9e ligne, lire : Monsieur Netter,

Au n° 351, 11e ligne, lire : *paysans,* au lieu de *pays.*

Au n° 357, 5e ligne, lire : *ces récits* au lieu de *ces écrits.*

Au n° 364, 4e ligne, lire : (Voir au *n°* 377, au lieu de *576* bis.

Au n° 403, 4e ligne, lire : l'eau de mer *dans les terres.*

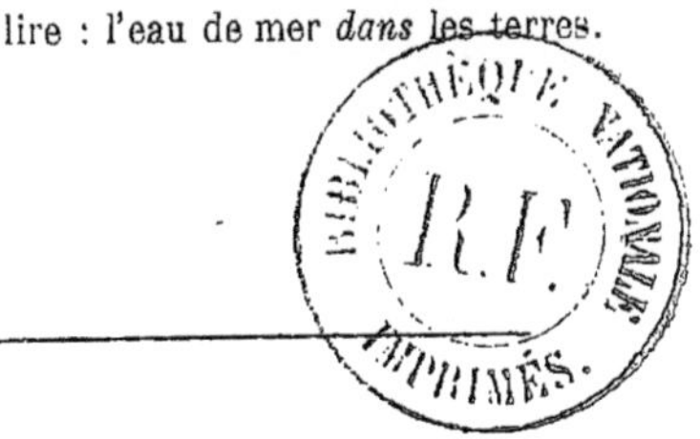

TABLE DES MATIERES

FIÈVRE TYPHOÏDE.

Maladies éruptives.

Pages.

VARIOLE.

PESTE.

Maladies de l'appareil respiratoire.

FIN DE LA TABLE.

www.ingramcontent.com/pod-product-compliance
Ingram Content Group UK Ltd.
Pitfield, Milton Keynes, MK11 3LW, UK
UKHW021219140726
13695UKWH00002B/636